人体解剖生理学实验

张秀芳　主编

科　学　出　版　社

北　京

内 容 简 介

　　全书共分为4章,第一章为人体解剖生理学实验的基本知识;第二章为人体组织学实验;第三章为人体解剖学实验;第四章为生理学实验。主要内容包括运动系统、神经系统、感觉器官、血液、循环系统、消化系统、呼吸系统、泌尿系统、内分泌及生殖系统。全书共有34个实验,配有插图100余幅。实验后面配有探究启导内容,启发与指导学生探究学习。书后附有常用固定液的配制,常用溶液、试剂的配制及常用实验动物生理参数。

　　本书可作为高等院校生命科学及医药相关专业教材,也可供从事生理学与解剖学相关的实验技术人员参考。

图书在版编目(CIP)数据

　　人体解剖生理学实验/张秀芳主编.—北京:科学出版社,2018.1
　　ISBN 978-7-03-054763-7

　　Ⅰ.①人… Ⅱ.①张… Ⅲ.①人体解剖学-人体生理学-实验-高等学校-教材 Ⅳ.①R324-33

　　中国版本图书馆 CIP 数据核字(2017)第 246683 号

责任编辑:朱　灵
责任印制:黄晓鸣 / 封面设计:殷　靓

斜 学 虫 版 社 出版
北京东黄城根北街 16 号
邮政编码:100717
http://www.sciencep.com

南京展望文化发展有限公司排版
广东虎彩云印刷有限公司印刷
科学出版社发行　各地新华书店经销

＊

2018 年 1 月第 一 版　　开本:787×1092 1/16
2024 年 8 月第十次印刷　　印张:9 1/4
字数:250 000

定价:35.00 元
(如有印装质量问题,我社负责调换)

前　　言

高等理工院校的"人体解剖生理学"课程的教学内容由"组织学""解剖学"和"生理学"三部分内容组成,其相应的教材《人体解剖生理学》和《人体解剖生理学实验》国内版本一直很少,多年来我们一直使用左明雪主编的《人体解剖生理学》教材。而《人体解剖生理学实验》则使用高等师范院校生物学专业及高等医学各专业使用的《人体解剖生理学实验教程》等教材。我们的培养目标及教学课时与高等师范院校生命科学专业及医学各专业有一定的差别。为此,我们编写了这本《人体解剖生理学实验》教材。

本书突出了以下几方面的特点:第一,本教材是在我们多年实验教学实践的基础上编写的,具有实用性。第二,发挥和利用生物信息系统的高效、简便等特点,对一些基础实验进行了合理的删减、合并、重组和更新。第三,适应当前教学改革,突出培养学生"探究式"学习的能力与习惯,如每个"生理学实验"都设置了"探究启导"内容,在相应实验课的基础上启发和引导学生深入"探究"学习。第四,为"生理学实验"配置了大量的插图,使生理学实验技术和实验装置更加直观,便于学生自学。

本书在编写过程中得到了编写人员所在单位的大力支持,特别是山东理工大学教务处、山东理工大学生命科学学院以及菏泽学院等单位的领导与同事给予了热情帮助,在此表示衷心的感谢!

限于学识和水平,不足之处在所难免,真诚欢迎同行专家、广大师生和其他读者指正。

编　者

2017 年 8 月 20 日

目　　录

前言

第一章　人体解剖生理学实验的基本知识 ··········· 1

第一节　人体解剖生理学实验课程的目的和要求 ··········· 1

一、人体解剖生理学实验课程的目的 ··········· 1

二、人体解剖生理学实验课程的要求 ··········· 1

第二节　实验报告的撰写及注意事项 ··········· 2

一、实验报告撰写的意义 ··········· 2

二、实验报告撰写的原则 ··········· 2

三、实验报告撰写的基本格式与要求 ··········· 2

第三节　人体解剖生理学实验常用仪器与器械 ··········· 3

一、常用手术器械 ··········· 3

二、其他手术器械 ··········· 6

三、计算机生物信息处理系统 ··········· 8

第四节　动物实验的基本知识 ··········· 16

一、实验动物的选择、抓取、固定与性别年龄的鉴定 ··········· 16

二、实验动物的麻醉 ··········· 19

三、实验动物的给药途径 ··········· 21

四、动物血样采集术 ··········· 23

五、动物的处死 ··········· 24

六、动物实验基本操作技术 ··········· 25

第二章　人体组织学实验 ··········· 28

实验一　用显微镜观察上皮组织与结缔组织 ··········· 28

实验二　用显微镜观察肌组织与神经组织 ··········· 32

第三章　人体解剖学实验 ··········· 36

实验一　运动系统的形态结构观察 ··········· 38

实验二　神经系统的形态结构观察 ··········· 44

实验三　感觉器官的形态结构观察 ··········· 49

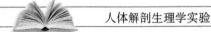
实验四　循环系统与免疫系统的形态结构观察 ······················· 52

实验五　呼吸系统的形态结构观察 ······································· 56

实验六　消化系统的形态结构观察 ······································· 59

实验七　泌尿系统的形态结构观察 ······································· 63

实验八　内分泌与生殖系统的形态结构观察 ··························· 65

第四章　生理学实验 ··· 68

实验一　蛙类坐骨神经-腓肠肌标本的制备 ···························· 68

实验二　神经干动作电位的记录、传导速度与不应期的测定 ········· 70

实验三　电刺激与骨骼肌收缩反应的关系 ······························ 74

实验四　反射时的测定、反射弧的分析 ································· 76

实验五　刺激兔大脑皮质运动区效应 ···································· 79

实验六　小白鼠小脑损伤效应的观察 ···································· 80

实验七　视力、视野、盲点的测定及眼的调节反射 ··················· 81

实验八　声波传导途径与内耳损坏效应 ································· 87

实验九　血涂片的制作与观察 ··· 89

实验十　红细胞渗透脆性 ·· 91

实验十一　血红蛋白测定与红细胞血型鉴定 ··························· 93

实验十二　血液凝固时间的测定 ··· 96

实验十三　蟾蜍心脏收缩过程与心室肌的期前收缩与代偿间歇 ······· 97

实验十四　蟾蜍离体心脏灌流 ·· 101

实验十五　蟾蜍肠系膜微循环的观察 ·································· 104

实验十六　人体心音听诊、动脉血压的测定及心电图的描记 ········· 106

实验十七　家兔动脉血压的测定及其影响因素的观察 ················ 112

实验十八　人体呼吸通气量的测定 ····································· 115

实验十九　家兔呼吸运动的影响因素 ·································· 117

实验二十　家兔离体小肠平滑肌生理特性 ····························· 118

实验二十一　消化管运动形式的观察 ·································· 121

实验二十二　影响尿生成的因素 ·· 122

实验二十三　肾上腺摘除对机体有害刺激耐受力的影响 ············· 125

实验二十四　甲状腺素对代谢的影响 ·································· 126

主要参考文献 ·· 128

附录 ··· 129

附录1　常用固定液的配制 ··· 129

附录2　常用溶液、试剂的配制 ·· 132

附录3　常用实验动物生理参数 ·· 136

第一章　人体解剖生理学实验的基本知识

第一节　人体解剖生理学实验课程的目的和要求

一、人体解剖生理学实验课程的目的

人体解剖生理学实验是高等院校生物学专业教学中一门重要的实验课程。它包括正常人体的大体解剖结构和微观的细胞组织形态观察，以及动物和人体功能的生理实验。这是一门理论性与实践性都很强的技能方法课。

1）使学生了解获得人体解剖生理学知识的基本方法及生理学实验设计的基本原理。

2）使学生逐步掌握人体解剖生理学实验的基本操作技术，并正确使用常用的手术器械和实验仪器。

3）培养学生理论联系实际、严谨求实的科学作风，以及对事物进行观察、分析、综合判断的能力和解决问题的能力。

二、人体解剖生理学实验课程的要求

1. 实验前要求

1）仔细阅读实验教程，了解实验目的、原理、要求、实验步骤、注意事项等。复习有关理论、熟悉所用实验仪器的性能与基本操作方法。检查实验器材和药品是否齐全。

2）实验小组成员要进行合理分工，在确保实验能顺利进行的基础上兼顾每个人的动手机会。

2. 实验中要求

1）认真聆听指导教师的讲解，观察示教操作。若是机能学实验要注意指导教师的一些经验性提示，特别是注意事项的提示。

2）若是形态学实验，注意对观察内容范围的提示，在观察形态结构的基础上要注意理解形态结构与功能的关系。若是生理学实验，应按照实验步骤进行实验操作，耐心细致地观察实验中出现的每个现象，准确、及时、客观地记录实验中出现的生理现象。

3）对生理学实验现象要仔细分析，若实验中出现与理论不相符的实验结果，应该据实记录。从分析实验条件开始去找原因，在不能理解的情况下可与指导教师讨论。

4）若使用实验动物，应在尊重实验动物福利和动物实验伦理性要求下完成各项实验内容。

3. 实验后要求

1）整理实验器材、关闭实验仪器电源，将实验器材清理干净，并妥善安放，实验器材若有损坏与丢失应及时向指导教师报告。

2）做好实验室清洁工作，检查水电，关好门窗。若是动物实验还要处理动物尸体。

3）整理实验记录，对实验结果分析处理后作出实验结论，并认真撰写实验报告。

4. 实验室守则

1）遵守学习纪律，准时到达实验室，因故外出或早退应向指导教师请假。

2）必须严肃认真地进行观察，严格遵守操作规程，提高实验动手能力，如实记录各种实验数据。

3）爱惜公共财物，注意节约各种实验器材和用品。

4）保持实验室清洁，实验完毕后，应将实验仪器设备、实验用品和实验台收拾干净，清点数量。值日生值日。

第二节　实验报告的撰写及注意事项

一、实验报告撰写的意义

书写实验报告是人体生理学实验课的基本训练之一，是描述及记录实验结果的材料；是表达实验研究成果的一种形式；是对实验的全面总结，为今后撰写科学论文打下良好的基础。师生都应认真对待。撰写实验报告时应注意文字简练、通顺、有条理，书写清楚、整洁。

二、实验报告撰写的原则

1. 真实性

不管实验结果与预测是否相同，都应如实记录，记录要真正反映客观事实。

2. 原始性

要及时记录实验最原始的条件、现象与数据。原始性是保证真实性的一个重要条件。

3. 条理性

记录要整洁有序，要善于用简明的词语记下复杂的结果。整洁有序的记录便于实验结束后总结分析。

4. 完整性

完整的内容应包括实验日期、实验题目、实验者、实验具体方法、实验结果等。

三、实验报告撰写的基本格式与要求

1. 实验题目

要能表达实验的内容，切忌冗长，避免过分笼统。

2. 实验目的

直截了当说明为什么要进行实验，解决什么问题，具有什么意义。要求精炼、简短。

3. 实验器材

实验器材、材料，应介绍齐全，包括名称、型号、规格、数量等。

4. 实验方法与步骤

一般按时间顺序,说明实验的操作过程。该部分是实验技术性问题最集中的地方,用序号列出每一步步骤,或者采用操作流程图,上一项操作与下一项操作之间用箭头标示,达到按图索骥的目的。

5. 实验结果

实验结果为实验中最重要的部分,原始记录是实验结果的根据,在实验过程中,必须随时在记录本上详尽地进行记录。实验完成之后,应对原始记录进行认真核对,对数据进行统计学处理、系统分析,形成实验结果,正式写进实验报告中。实验结果应包括对结果的文字叙述、或以表格形式记录的实验原始数据、经过统计处理的图表、经过标注的原始记录曲线、对图表的说明文字等。

6. 讨论

分析和讨论是实验报告的核心部分,可以帮助学生提高独立思考和分析归纳问题的能力。应根据客观的结果提出有创造性的见解和认识,根据已知的理论知识对结果进行解释和分析,或从实验中对获取的规律性内容经总结上升为理论。对实验中出现的与预期结果不相符的现象与结果,应尽量找出原因或做出推测。

7. 实验结论

结论是实验结果中归纳出来的概括性的判断,是原则或理论的简明总结,下结论时,应当用最精辟的语言进行高度概括,力求简明扼要,一目了然,不是简单重复正文各部分内容,同时不要将未得到证实的理论分析写入结论。

第三节 人体解剖生理学实验常用仪器与器械

一、常用手术器械

解剖生理学实验室常用器械很多,与医学外科手术器械大致相同,这里仅介绍常用的几种。

1. 手术刀

主要用于切开皮肤与脏器。一般由刀柄和刀片两部分组成(图1-1)。刀柄与刀片均有不同的形状和大小不同的型号。

常用的执刀方式有4种(图1-2)。

(1)执弓式:为最常用的一种执刀方式,动作范围广而灵活,多用于动物腹部、颈部、股部的皮肤切口等(图1-2a)。

(2)执笔式:用于切割短小切口,用力轻柔而操作精细。如解剖血管、神经和做皮肤小切口等(图1-2b)。

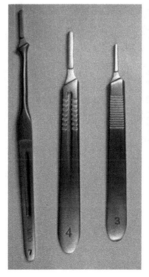
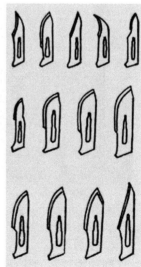

图1-1 手术刀

（3）握持式：用于切割范围较广、用力较大的切口，如切割较粗的肌腱、切开范围较大的皮肤等（图1-2c）。

（4）反挑式：用于向上挑开，以免损伤深部组织（图1-2d）。

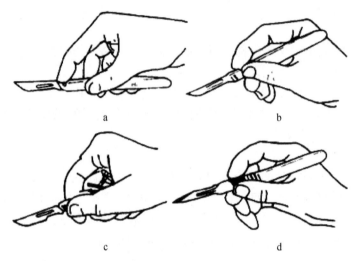

图1-2　执刀方式

2. 手术剪

手术剪有直、弯两种类型，又有长短、尖钝之分，如图1-3所示，用于剪开皮肤、肌肉、肌腱等各种结构。直剪可用来分离组织，即利用手术剪的尖头插入组织间隙，向外撑开，利用剪刀背缘分离无大血管的结缔组织。最小的一种称眼科剪，主要用于剪断细小的结构或血管、神经等软组织。注意：不能用手术剪剪骨组织。

正确的执剪方式一般是用拇指与无名指持剪，食指置于手术剪的前部（图1-4）。

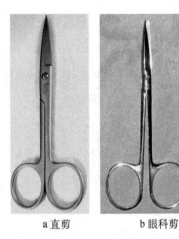

a 直剪　　　　b 眼科剪

图1-3　手术剪

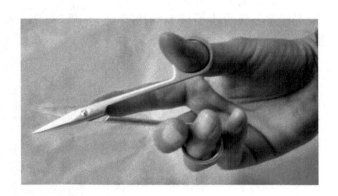

图1-4　执剪方式

3. 粗剪刀

即前端较短的普通剪刀（图1-5）。多用于蛙类实验，主要用来剪断蟾蜍的脊柱、耻骨联合、大腿骨、小腿骨、胸骨等粗硬结构。

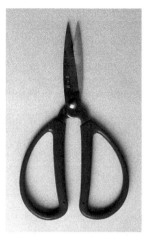

图1-5 粗剪刀

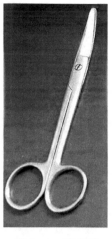

图1-6 剪毛剪

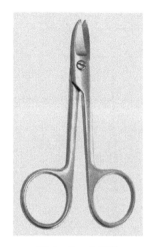

图1-7 金冠剪

4. 剪毛剪

为尖部平钝的弯头剪(图1-6),用于手术部被毛的剪除,持法与手术剪相同。剪毛时剪毛剪自然落下,逆毛方向一次次将毛剪下,用力下压或手提被毛时剪毛,均易剪破皮肤。剪下的毛应放入加有清水的容器内,避免剪下的毛到处飞扬。

5. 金冠剪

金冠剪(图1-7)尖端粗短、易于着力,可用于剪开皮肤、内脏、肌肉、骨骼及绳线等。

6. 手术镊

有直头、弯头、有齿、无齿及大小之分(图1-8),用于夹持或提起组织,以便剥离、剪切、缝合等手术。有齿镊主要用于夹持皮肤、筋膜、肌腱等坚韧组织,使其不易滑脱。无齿镊主要用于夹持较细软的组织,如血管、黏膜等。正确执镊方式如图1-9所示。

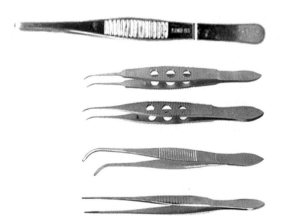

图1-8 手术镊

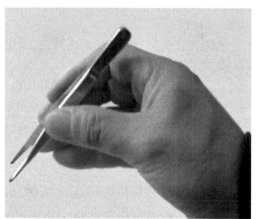

图1-9 执镊方式

7. 毁髓针

用于蛙类脑或脊髓损毁,由针柄与针体两部分组成(图1-10)。

8. 玻璃分针

用于分离神经与血管的工具,尖端圆滑(图1-11)。

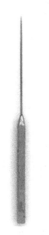

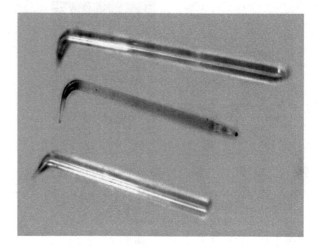

图 1-10　毁髓针　　　　　　　　　　　图 1-11　玻璃分针

二、其他手术器械

1. 止血钳

主要作用是分离组织和止血,不同类型的止血钳又有不同的用途。常用止血钳有以下 3 种(图 1-12)。

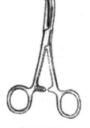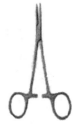

直止血钳　　　弯止血钳　　　蚊式止血钳

图 1-12　止血钳

(1)直止血钳:分长短两种类型,又有有齿和无齿之别。无齿止血钳主要用于夹住浅层出血点,以便止血,也可用于浅部的组织分离。有齿止血钳主要用于强韧组织的止血、提起皮肤等。

(2)弯止血钳:也分长短两种,主要用于深部组织或内脏出血点的止血。

(3)蚊式止血钳(蚊嘴钳):此种止血钳头端细小,又称小止血钳,用于精细操作。适用于细嫩组织的止血和分离,不宜钳夹大块或坚硬组织。

正确持钳方法与持剪方法相同,松开止血钳的方法是利用右拇指与无名指相对挤压后继而两指向相反方向旋开,最后放开。

2. 持针器

持针器又称持针钳(图 1-13),用于夹持缝合针缝合皮肤、脏器等各种组织。其正确的使用方法同执止血钳的方法。但为了缝合方便,可不必将拇指和无名指套入环口中,而把持于近端柄处。

3. 咬骨钳

用于打开颅腔、骨髓腔和暴露脊髓时咬剪骨质,以及开胸时修剪肋骨的断端。咬骨钳有剪刀式和小蝶式及双关节咬骨钳,前者适用于剪开骨片,后者适用于咬断骨组织(图 1-14)。

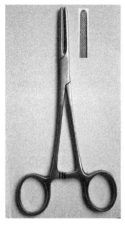
图 1-13　持针器

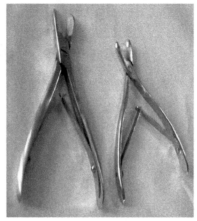
图 1-14　咬骨钳

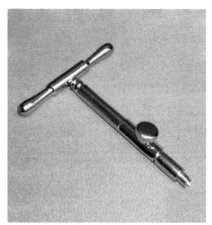
图 1-15　颅骨钻

4. 颅骨钻

颅骨钻有多种类型。主要用于开颅时钻孔(图 1-15)。

5. 动脉夹

主要用于短期阻断动脉血流,多在插动脉插管时使用(图 1-16)。

6. 蛙心夹

用于将蛙心脏连于记录装置的小器械,使用时夹持心脏尖部,借线连于换能器上(图 1-17)。

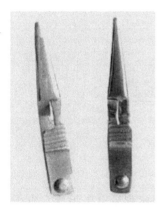
图 1-16　动脉夹

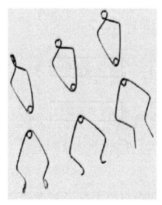
图 1-17　蛙心夹

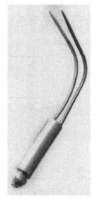
图 1-18　铜锌弓

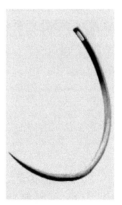
图 1-19　缝针

7. 铜锌弓

在蘸取电解质液后可在两极产生微小电压,用于检测神经肌肉标本的兴奋性(图 1-18)。

8. 缝针

用于缝合各种组织。缝针有圆针和三棱针两种,又有直型和弯型之别,而且其大小不一。圆针多用于缝合软组织,三棱针用于穿皮固定缝合,弯针用于缝合深部组织(图 1-19)。

9. 各种插管

如动脉插管、蛙心插管(图 1-20)、气管插管(图 1-21)。动脉插管用于记录血压,气管插管用于维持动物呼吸通畅。

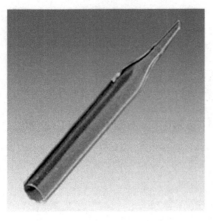
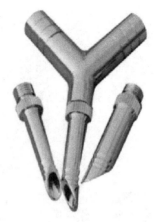

图 1-20　蛙心插管　　　　　　　图 1-21　气管插管

三、计算机生物信息处理系统

实验仪器的微机化、数字化、智能化已得到广泛开发与应用,"生物信号采集处理系统"就是应用大规模集成电路及计算机硬件和软件技术开发的,是一种集生物信号放大、采集、分析、储存、显示、输出于一体的仪器。

由于传统的生理学实验仪器种类繁多,并且近年来绝大多数学校传统的生理学实验仪器已被"生物信号采集处理系统"所更替,因此"生物信号采集处理系统"及其配套使用换能器、电极是本节重点介绍的内容。

目前,仪器生产厂家开发的生理机能实验系统一般由四大部分组成:刺激系统、探测系统、信号处理系统和信号记录系统(图 1-22)。

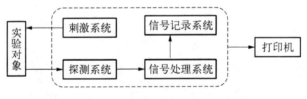

图 1-22　生理机能实验系统

1. 刺激系统与记录系统

(1) 刺激器(系统)的重要参数:刺激系统由电子刺激器和外接刺激电极组成。电子刺激器是一种能产生一定波形的电脉冲仪,能够产生方波、正弦波和锯齿波等。其中方波最为常见,其波形简单。方波脉冲的主要参数有以下几个方面:

1) 刺激强度(波幅):即输出方波的电压。一般在 0～100 V 间可调。要根据组织、细胞的兴奋程度适当选择。刺激强度过大可对组织、细胞产生损伤和破坏,而过小则没有达到组织、细胞的阈电位,不能引起组织细胞兴奋。在实验过程中应注意采用适宜的刺激强度。

2) 刺激时间(波宽):即刺激持续时间,在几十毫秒到数秒之间。一个方波刺激时间不能过长,否则会导致组织、细胞损伤,也可引起组织、细胞的多次兴奋。

3) 刺激频率:指连续刺激(串刺激)时单位时间内输出方波的个数。一般实验中根据需要可以选择单刺激和连续刺激。选择单刺激时，每次触发刺激只有单个方波产生；选择连续刺激时，有多个方波依次产生，方波出现的个数即为串长，这也需要选择刺激设定，同时选择刺激频率。刺激频率要根据组织、细胞不同而变化，一般在每秒几十次至 1 000 次之间。

（2）显示或记录仪器（系统）：将生物电信号或已转换为电信号的生物信号以电压对时间变化波形的形式在荧光屏上显示出来，并可贮存并打印出来。

2. 电极

（1）刺激电极：是将刺激器（系统）输出的刺激信号输送到标本的导线和接触标本的结构。刺激电极是将金属丝（银丝或者不锈钢丝）镶嵌在绝缘材料（树脂）内，一端裸露在外，作刺激组织、细胞之用。绝缘材料在金属丝外形成绝缘套，也可作为手柄，其中的金属丝经导线与输出相连接。刺激电极根据用途可分为普通电极和保护电极。普通电极可分为由单根金属丝制成的单电极和由两根金属丝制成的双电极。保护电极一般是双电极，绝缘外套一侧向刺激电极端延伸并弯曲成钩形保护板，电极埋在保护板内。一侧暴露在外，可以与组织、细胞接触；另一侧由保护板与其他组织隔离，以免其他组织受到刺激（图1－23）。

（2）引导电极：是将生物体电信号输送到记录仪（系统）的导线，因此也是记录仪或"生物信号采集处理系统"的配套元件。引导电极也有很多种类，如引导体表电变化的体表引导电极、引导细胞内电变化的微电极等。引导神经干电信号的引导电极常与记录电极通用，如常用保护电极记录迷走神经、膈神经放电等。

（3）神经屏蔽盒：是记录蛙坐骨神经等复合动作电位的专用刺激电极与记录电极，由金属外壳和其内的电极组成。金属外壳起屏蔽作用，其内电极包括刺激电极和记录电极（图1－24）。有的神经屏蔽盒还有固定蛙腿肌的结构，因此是能进行动作电位记录和肌肉收缩记录的多用器材，故又称为神经、肌肉标本盒。

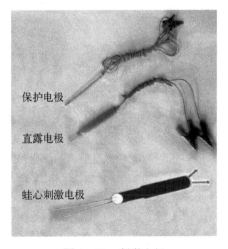

图1－23　刺激电极

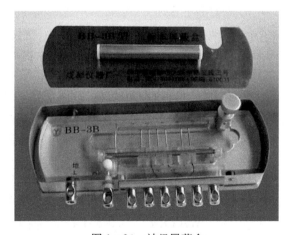

图1－24　神经屏蔽盒

3. 探测系统

探测系统主要由不同类型的换能器组成，这些换能器能将生物体张力、温度和压力等不同形式的能量变化转化成电信号，传入计算机。换能器的种类繁多，如压力换能器、张力换能器、光换能器、声换能器及温度换能器等。其中压力换能器和张力换能器在生理学实验中应用最为广泛,机体多种系统生理机能变化均可通过张力和压力感受器进行探测。

(1) 张力换能器:可用于蛙腿肌收缩、小肠运动、心脏收缩、膈肌收缩等实验,能将肌肉收缩的张力变化转变成波形相当的电变化输入生物信号显示记录仪器(系统)(图1-25)。

张力换能器由换能头、柄和输出导线组成。使用时用双凹螺旋夹将张力换能器固定于实验支架上,将一端已固定标木的线连于换能器头的悬梁臂上(有小孔备穿线),将换能器的输出导线插入生物信号显示记录仪器相应插孔内。肌肉收缩时会牵拉换能器悬梁,换能器输出随张力变化而变化的电压变化。

(2) 压力换能器:是用于记录血压实验的换能装置,能把血压变化转换成波形相当的电变化输入生物信号显示记录仪器(系统)(图1-26)。

压力换能器由压力室、应变元件和输出导线组成。使用时压力室内灌注生理代用液。压力室有两个连通口,一个用于排气,一个通过导管连动脉插管。输出导线插入生物信号显示记录仪器的相应插孔内。血压的变化通过动脉插管、导管传入压力室内,引起应变元件产生具有相应波形的电压变化信号。

(3) 呼吸换能器:是一种特殊形式的张力换能器,能将人或动物胸式呼吸的变化转化为电变化(图1-27)。

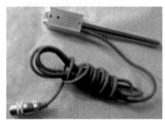
图1-25 张力换能器

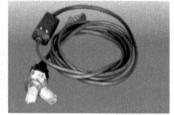
图1-26 压力换能器

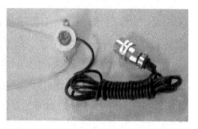
图1-27 呼吸换能器

4. 信号处理系统

信号处理系统是对输入信号进行调整、选择、测量及统计等处理的装置。系统由硬件和软件两部分组成,硬件主要完成对各种生物电信号(如心电、脑电、肌电、神经干动作电位等)和非电生物信号(如动脉血压、肌肉张力、呼吸、心音、脉搏等)进行调理、放大,并对信号进行模/数转换,输入计算机。软件主要完成对各个部分进行控制和已经数字化了的生物信号进行显示、记录、储存、处理、数据共享及打印输出。

5. BL-420F 生物机能实验系统简介

本文以成都泰盟科技有限公司生产的BL-420F生物机能实验系统为例,介绍"生物信号采集处理系统"的使用,虽然其他型号的"生物信号采集处理系统"在操作上与BL-420F生物机能实验系统有一定差别,但所牵涉内容的设置大体相当。

(1) TM-WAVE BL-420F 生物信号采集与分析软件的主界面

如图1-28所示,从上到下依次为:标题条、菜单条、工具条、波形显示区、数据滚动条及反演按钮区、状态条等6个部分;从左到右为:标尺调节区、波形显示区和分时复用区。

在标尺调节区的上方是通道选择区,其下方是Mark标记区。分时复用区包括:控制参数调节区、显示参数调节区、通用信息显示区、专用信息显示区和刺激参数调节区5个

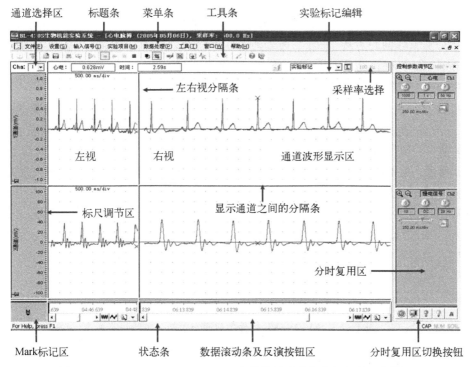

图 1-28　TM-WAVE BL-420F 生物信号采集与分析软件的主界面

分区,它们占用屏幕右边相同的一块显示区域,可以通过分时复用区底部的 5 个切换按钮在这 5 个不同用途的区域之间进行切换。

在实际实验过程中,可以使用右视观察即时出现的波形,同时使用左视观察过去时间记录的波形,这样,在不暂停或停止实验的情况下,可以观察本次实验中任何时段的波形;在数据反演时,可以利用左视、右视比较不同时段或不同实验条件下的波形。

（2）菜单说明

1）文件：菜单中包含有打开、另存为、保存配置、打开配置、打开上一次实验配置、高效记录方式、安全记录方式、打印、打印预览、打印设置、最近文件和退出等 12 个命令。

2）设置：菜单中有工具条、状态栏、实验项目、实验相关数据、记滴、时间、光标类型和定标等 17 个菜单选项,其中工具条、显示方式、显示方向和定标等子菜单下还有二级菜单。

3）输入信号：菜单中包括 1~4 通道 4 个菜单项,它们与硬件输入通道相对应,每一个菜单项又有一个输入信号选择子菜单,每个子菜单上包括多个可供选择的信号类型,当为某个输入通道选择一个输入信号类型后,这个实验通道的相应参数就被设定好了,这些参数包括：采样率、增益、时间常数、滤波、扫描速度等。

4）实验项目：菜单中包含有 9 个菜单项,它们分别是肌肉神经实验、循环实验、呼吸实验、消化实验、感觉实验、中枢神经实验、泌尿实验、药理学实验模块和病理学模块。这些实验项目组将生理学及药理学实验按性质分类,在每一组分类实验项目下又包含有若干个具体的实验模块,当选择一个实验模块之后,系统将自动设置该实验所需的各项参数。包括采样通道、采样率、增益、时间常数、滤波及刺激器参数等,并且将自动启动数据采样,使实验者直接进入到实验状态。

5)数据处理:菜单中包含有微分、积分、频率直方图、频谱分析、三维频谱分析、记滴趋势图、计算直线回归方程、计算药效参数 LD_{50} 和 ED_{50}、计算半衰期、t 检验、细胞放电数测量、心肌细胞动作电位测量和血流动力学参数测量等命令。

6)工具:菜单的作用是集成 Windows 操作系统中的工具软件和其他的 Windows 应用软件,如记事本、画图、Windows 资源管理器、计算器、Excel、Word 等。选择工具菜单上的某一个命令,将直接从 TM-WAVE 软件中启动选择的 Windows 应用程序。

7)窗口:包括有参数设置窗口、层叠、平铺、排列图标和正在使用的窗口等命令。

8)帮助:菜单中包括帮助主题、关于 TM-WAVE 两个命令。帮助主题包含有 BL-420F 生物机能实验系统的全部说明书。

(3)工具条说明

TM-WAVE 软件中的工具条一共有 22 个按钮,代表 22 条不同的命令,分别代表着系统复位、拾取零值、打开、另存为、打印、打印预览、打开上一次实验设置、数据记录、开始、暂停、停止等命令。

TM-WAVE 软件主界面上各部分功能清单参见表 1-1。

表 1-1　TM-WAVE 软件主界面上各部分功能一览表

名　称	功　能	备　注
标题条	显示 TM-WAVE 软件的名称及实验相关信息	
菜单条	显示所有的顶层菜单项,您可以选择其中的某一菜单项以弹出其子菜单	菜单条中一共有 8 个顶层菜单项
工具条	一些最常用命令的图形表示集合,它们使常用命令的使用变得方便与直观	共有 22 个工具条命令
左右分视条	用于分隔左视、右视,也是调节左视、右视大小的调节器	左视、右视面积之和相等
特殊实验标记编辑	用于编辑特殊实验标记,选择特殊实验标记,然后将选择的特殊实验标记添加到波形曲线旁边	包括特殊标记选择列表和打开特殊标记编辑对话框按钮
标尺调节区	选择标尺单位及调节标尺基线位置	
波形显示区	显示生物信号的原始波形或数据处理后的波形,每一个显示窗口对应一个实验采样通道	
显示通道之间的分隔条	用于分隔不同的波形显示通道,也是调节波形显示通道高度的调节器	4 个或 8 个显示通道的面积之和相等
分时复用区	包含控制参数调节区、显示参数调节区、通用信息显示区、专用信息显示区和刺激参数调节区 5 个分时复用区域	这些区域占据屏幕右边相同的区域
Mark 标志区	用于存放 Mark 标记和选择 Mark 标记	Mark 标记在光标测量时使用
时间显示窗口	显示记录数据的时间	在数据记录和反演时显示
数据滚动条及反演按钮区	用于实时实验和反演时快速数据查找和定位,可同时调节 4 个通道的扫描速度	
分时复用区切换按钮	用于在 5 个分时复用区中进行切换	
状态条	显示当前系统命令的执行状态或一些提示信息	

（4）BL‑420F 生物机能实验系统操作步骤

1）开机：首先将换能器、信号引入线连接于计算机 BL‑420F 系统面板上的各相应接口，启动计算机，双击 Windows 操作系统桌面上 BL‑420 系统的启动图标，进入 TM‑WAVE 软件主界面。

2）引导电信号及张力、压力等非生物电信号：① 直接使用引导电极对生物体电信号进行引导：与 BL‑420F 生物机能实验系统相配套的引导电极为一黑色屏蔽引导电极，引导电极的一端是一个 5 芯插口，该插口与生物机能实验系统相连；另一端有 3 种不同颜色的鳄鱼夹，其中红色的为引导正电信号，白色的为引导负电信号，黑色夹子用于接地。这 3 个鳄鱼夹可以直接或通过其他小电极与生物体相连，用于引导生物体电信号。② 通过换能器对生物体内非电信号进行引导：通过换能器将生物体内的非电信号转换成电信号，然后引导入生物机能实验系统进行观察，根据换能器引导信号的不同类型，可将换能器分为不同的类型，如引导血压的压力换能器、引导张力的张力换能器、引导呼吸的呼吸换能器、引导温度的温度换能器等。

3）生物机能信号的采集与显示：① 实验项目菜单输入：如要做的实验在"实验项目"栏内有，则鼠标点击菜单条的"实验项目"菜单项，弹出下拉式菜单，移动鼠标，选定实验系统及内容单击鼠标左键，系统自动进入已设置基本参数的该实验监视状态。② 输入信号菜单选择输入：如要做的实验在"实验项目"栏内没有，则鼠标点击菜单条的"输入信号"菜单项，弹出下拉式菜单，移动鼠标，选定通道及输入信号类型（压力、张力、肌电等）并单击。如需要多通道输入，则重复以上步骤，通道参数根据实验内容自己完成设置。

4）参数调节：为了让实验者能够获得最佳的实验效果，在实验过程中仍然可以调节各个实验通道的实验参数，如增益（G）、时间常数（T）、滤波（F）、扫描速度等，这些控制按钮都在 TM‑WAVE 软件主界面右边的参数控制区中。① 增益：是指生物机能实验系统的硬件放大倍数。在实时实验中，增益旋钮的调节将影响到硬件放大器的放大倍数；在数据反演时，它将影响到软件设定的放大倍数。② 滤波和时间常数：实质都是指滤波，但是指不同性质的滤波。其目的就是将需要观察的生物机能信号从其他信号或噪声信号中分离出来。

5）暂停或结束实验：如要仔细观察正在显示的某段图形，鼠标单击工具条上的"暂停"按钮，此时该段图形将被冻结在屏幕上。如需继续观察扫描图形，鼠标单击启动键即可。

当完成本次实验之后，选择工具条上的"停止"命令按钮，此时，软件将提示为本次实验得到的记录数据文件取一个名字以便于保存和以后查找，然后结束本次实验。

6）实验标记的选择：在实验过程中，常需要对发生的事件如用药、刺激等作标记，以明确实验过程中的变化，它是实验后分析数据时对该事件的标志。实验标记有两种类型。一种是特殊实验标记，单击整个窗口右下角的"打开特殊标记编辑对话框"按钮，可以根据自己的需要选择一组特殊实验标记，如果在对话框中没有所需要的标记组，可以自行编辑生成一组自己需要的实验标记组。选定标记内容后，移动鼠标到显示区需要标记的位置，左键点击即可。另一种是通用实验标记，通用实验标记对所有的实验效果相同，其形式为在通道显示窗口的顶部显示一向下箭头，箭头的前面有一个顺序标记的数字，如 1、2、3 等，箭头的后方则显示添加标记的绝对时间。其标记方法是点击工具条上的"通用实验标记"按钮。

7) 刺激器设置：刺激器调节区位于软件主界面左上角，在工具条的下方，其内部包含两个与刺激器调节相关的按钮，分别是"打开刺激器调节对话框按钮"和"启动刺激器按钮"。在设置刺激器参数对话框中有"电刺激"和"程控"两个属性页，每一个属性页相当于一个子对话框。

① "电刺激"属性页可设置内容

模式：有 4 种刺激器模式供选择，分别是粗电压、细电压、粗电流及细电流。

方式：调节刺激器的刺激方式。有 5 种刺激方式可供选择：单刺激（为默认选择）、双刺激、串刺激、连续单刺激与连续双刺激。

延时：调节刺激脉冲发出之前的初始延时，单位为 ms，范围 0～6 000 s。每调节粗调按钮一次，其值改变 5 ms，调节微调按钮一次，其值改变 0.05 ms。

波宽：调节刺激器脉冲的波宽，单位为 ms，范围 0～200 ms。每调节粗调按钮一次，其值改变 0.5 ms，调节微调按钮一次，其值改变 0.05 ms。

波间隔：调节刺激器双刺激或串刺激中两个脉冲波之间的时间间隔，单位为 ms，其范围从 0～6 000 s 可调。每调节粗调按钮一次，其值改变 0.5 ms，调节微调按钮一次，其值改变 0.05 ms。

频率：调节刺激频率（适用于串刺激和连续刺激方式）。范围 0～2 000 Hz。每调节粗调按钮一次，其值改变 10 Hz，调节微调按钮一次，其值改变 0.1 Hz。

强度 1：调节刺激器脉冲的电压幅度（当刺激类型为双刺激时，则是调节双脉冲中第一个脉冲的幅度）或电流强度。

强度 2：当刺激类型为双刺激时，它用来调节双脉冲中第二个脉冲的幅度。当刺激器类型为串刺激时，它用来调节串刺激的脉冲个数。

② "程控"属性页可设置内容

程控方式：该命令为程控刺激方式选择子菜单，包括自动幅度、自动间隔、自动波宽、自动频率和连续串刺激等 5 种程控刺激方式。自动幅度方式按照设定的主周期自动对单刺激的刺激幅度进行改变；自动间隔方式按照设定的主周期自动对双刺激的刺激波间隔进行改变；自动波宽方式按照设定的主周期自动对单刺激的刺激波宽进行改变；自动频率方式按照设定的主周期自动对串刺激的刺激频率进行改变；连续串刺激方式按照设定的主周期自动、连续的发出串刺激波形。

程控刺激方向：包括增大、减小两个选择按钮，它们控制着程控刺激器参数增大或减小的方向。

程控增量：程控刺激器在程控方式下每次发出刺激后程控参数的增量或减量。

主周期：指两次程控刺激之间的时间间隔，单位为 s。

停止次数：指停止程控刺激的次数，在程控刺激方式下，每发出一个刺激将计数一次，所发出的刺激数达到停止次数后，将自动停止程控刺激。也就是说停止次数是停止程控刺激的一个条件。

程控刺激选择：包括"程控"和"非程控"两个选择按钮，通过这个选择按钮的选择，在程控刺激器和非程控刺激器之间进行选择。

8) 实验数据的保存与反演：① 保存实验数据：启动实验时，软件会自动启动数据记录功能。在实验过程中,临时数据将存贮在当前目录下的 temp.tme 文件中。结束实验后,软件会弹出一个存盘对话框,其默认的指定存盘位置为当前目录下的 data 子目录,当然也可以根据自己的需要随意改变最后正式存盘文件所在的目录。② 反演数据:从工具条上选择"打开文件"命令,然后选择需要反演的文件名字,按"确定"按钮即可。对于反演的数据,可以拖动显示窗口下面的滚动条来选择不同时间段的数据进行观察和分析。也可以通过窗口下方的滚动条和反演按钮窗口中的查找命令按钮查找所需要的数据。

9)实验数据的测量与处理:① 数据测量:指直接在实验的原始数据基础上计算一些值,如计算原始波形上某一点的值,一段波形的最大值、最小值和平均值。在软件中有多种数据的测量方法,如光标测量、加 Mark 标记的光标测量、区域测量、两点测量、区间测量、细胞放电数测量等。② 数据处理:指对原始的实验数据进行变换,如对原始波形进行平滑滤波、微分、积分等处理。在软件中有许多种数据的处理方法,如微分、积分、频率直方图、频谱分析及序列(非序列)密度直方图等。

10)数据提取:在反演数据的过程中,我们可以从记录的原始实验数据中以某种形式(如图形、BL－420F 格式数据、通用文本格式数据等)提取出有用的或感兴趣的某一段或多段数据,并将其存贮为其他格式文件或插入到其他应用程序,如 Word、Excel 中,实现不同软件之间的数据共享,这就是数据提取。在 BL－420F 生物机能实验系统中,有 4 种数据提取方式:数据导出、数据剪辑、图形剪辑和区间测量数据结果的导出。

① 数据导出:是指将选择的一段反演实验波形的原始采样数据以文本形式提取出来,并存入到相应的文本文件中。具体操作步骤如下:首先在整个反演数据中查找需要导出的实验波形段;然后将需要导出的实验波形段进行区域选择;在选择的区域上单击鼠标右键弹出通道显示窗口快捷菜单,选择数据导出命令,即完成选择段波形的数据导出。

② 数据剪辑:是指将选择的一段或多段反演实验波形的原始采样数据按 BL－420F 的数据格式提取出来,并存入到指定名字的 BL－420F 格式文件中。这个命令只有在对某个通道的数据进行了区域选择之后才起作用。具体操作步骤如下:首先,在整个反演数据中查找需要剪辑的实验波形;然后,将需要剪辑的实验波形进行区域选择;最后,按下工具条上的数据剪辑命令按钮,或者在选择的区域上单击鼠标右键弹出快捷菜单并且选择数据剪辑功能,就完成了一段波形的数据剪辑;重复以上 3 步对不同波形段进行数据剪辑。在停止反演时,一个以"cut.tme"命名的数据剪辑文件将自动生成,以后,可以使用与打开反演数据文件同样的方法打开这个数据剪辑文件,然后进行反演,也可以对这个剪辑后的数据文件再一次进行数据剪辑。

③ 图形剪辑:图形剪辑窗口的方法有二:一是执行图形剪辑操作后自动进入;二是选择工具条上的"进入图形剪辑窗口"命令按钮或选择"窗口"菜单上的"图形剪辑窗口"命令。退出"图形剪辑窗口"的方法只能是选择图形剪辑工具条上的退出命令按钮。图形剪辑的具体操作步骤如下:

ⅰ. 在实时实验过程或数据反演中,按下"暂停"按钮使实验处于暂停状态,此时,工具条上的图形剪辑按钮处于激活状态,按下该按钮将使系统处于图形剪辑状态。

ⅱ. 对感兴趣的一段波形进行区域选择(可选择一个通道的图形或同时选择多个通道的图形)。

ⅲ. 进行区域选择以后,"图形剪辑窗口"出现,上一次选择的图形将自动粘贴进入到

"图形剪辑窗口"。

ⅳ. 选择"图形剪辑窗口"右边工具条上的"退出"按钮退出"图形剪辑窗口"。

ⅴ. 重复步骤 ⅰ、ⅱ、ⅲ、ⅳ剪辑其他波形段的图形,然后拼接成一幅整体图形,打印或存盘。

④ 区间测量数据结果的导出:在实验中使用区间测量进行数据测量时,区间测量的结果将直接写入 Excel 文件,通过 BL - 420F 软件工具条上的"打开 Excel"命令打开 Excel 应用软件,即可导出区间测量的数据结果。

11) 文件打印:① 图形剪辑打印:当完成图形剪辑后,用鼠标单击工具条上的"打印"命令项,此时弹出"定制打印"对话框,其中有打印比例、位置等参数供选择。比例有 50%、100%,选择 50%可以在 1 页纸上打印 4 幅图形。② 数据图形打印:在实验进行或反演过程中,如果遇到有需要的图形,同样可以用鼠标单击工具条上的"打印"命令项,弹出定制打印对话框,选择打印比例、位置等参数,即可打印出有实验数据的图形。

(5)使用中应注意问题

1)由于 BL - 420F 生物机能实验系统是一个实时的数据采集与处理系统,因此,在其工作时,最好不要使用其他的 Windows 应用软件,以免占用处理器的有效时间,使正在处于数据采集的 BL - 420F 系统出现问题。

2)在 BL - 420F 系统正在进行数据采样与处理时,不要用太长的时间去移动主界面中的其他对话框窗口,如设置刺激器参数对话框,因为在移动这些对话框的同时,将全部占用处理机的时间,造成采集数据丢失或者出现其他问题。

3)当 BL - 420F 系统正在进行数据采样与处理时,最好不要启动其他实时监控程序。

4)当 BL - 420F 系统正在进行数据采样与处理时,不要使用屏幕保护程序,高级电源管理程序,硬盘关闭程序等。

第四节　动物实验的基本知识

一、实验动物的选择、抓取、固定与性别年龄的鉴定

1. 动物的选择

所选用的实验动物有兔、大白鼠、小白鼠、鸽、蛙、蟾蜍等。一般来说,实验动物均需选用健康的。健康的哺乳动物表现为毛色光泽,两眼明亮,眼、鼻无分泌物,鼻端潮而凉,反应灵活,食欲良好,活泼好动等,健康的蛙类或蟾蜍则表现为皮肤湿润,静止时后肢蹲坐、前肢撑地、头和躯干挺起,喜爱活动等。

2. 动物的抓取和固定

抓取是动物实验操作技术中最基本、最简单也是最重要的一项基本功,抓取时要保证实验人员的安全,防止动物意外性伤害。抓取时的动作应力求准确、迅速、熟练。

(1)蛙类和蟾蜍:将蛙放于左手心中,食指和中指夹住两前肢,无名指与小指夹住两后肢,拇指压住头部,使蛙体固定于手心(图1-29)。抓住蟾蜍时,特别用毁髓针插入蟾蜍枕骨大孔时,禁忌挤压两侧耳部的毒腺,以免毒液射入眼中。

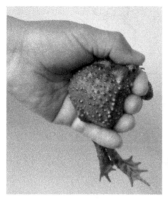

图1-29　蟾蜍握持法

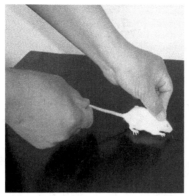

图1-30　抓取小白鼠法

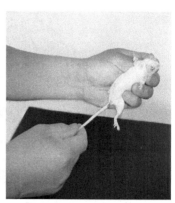

图1-31　握持小白鼠法

（2）小白鼠：通常用右手将小鼠尾中部或基部抓住（不可抓尾尖），也可用尖端带有橡皮的镊子夹住小鼠的尾巴。右手提起小鼠尾，将其放在实验台上或其他粗糙面上，轻轻向后拉鼠尾。在其向前挣扎爬行时，用左手拇指与食指捏住其两耳和颈后部皮肤（图1-30），再用无名指、小指与手掌心握住小鼠背部皮肤，即可将小鼠固定（图1-31）。

小鼠一般不会咬人，但动作要轻柔。如要尾静脉注射或尾部取血时，可在抓住尾巴把鼠放在实验台上时用玻璃钟罩将其扣住，而后进行尾静脉注射或取血。

（3）大白鼠：方法基本与小白鼠相同。大鼠被惊吓或激怒时会咬人，捉拿时应戴防护手套，握住整个大鼠身体，固定头部（图1-32）。动作要轻柔，切忌粗暴。根据实验需要置大白鼠于固定笼内或绳绑其四肢固定于大白鼠手术板上。

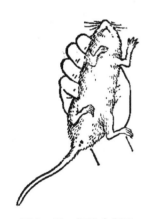

图1-32　抓取大鼠法

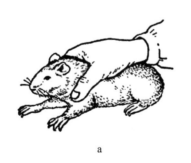

a

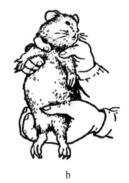

b

图1-33　抓取豚鼠法

（4）豚鼠：豚鼠生性胆小，故抓取时要求快、稳、准。方法是先用右手掌迅速而又轻轻地扣住豚鼠背部，抓住其肩胛上方，以拇指和食指环握颈部或握住身体四周，再拿起来（图1-33a）。对于体型较大或怀孕的豚鼠，可用另一只手托住其臀部（图1-33b）。

（5）家兔：家兔不会咬人，但在其挣扎时容易挠伤操作者。一般用一手抓住家兔颈、背部皮肤，轻轻提起，另一只手托住其臀部，使其呈坐位姿势（图1-34）。

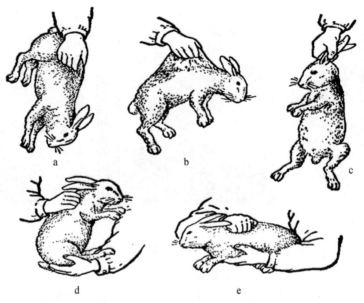

图 1 - 34　抓取家兔法

做家兔耳血管注射或取血时,可用兔盒固定(图 1 - 35)。做各种手术时,可将家兔麻醉后用粗棉绳捆绑四肢,固定在兔手术台上,头部使用兔头固定夹固定或用棉绳钩住家兔门齿固定于兔台的铁柱上(图 1 - 36)。

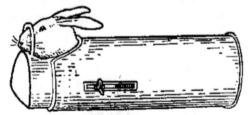

图 1 - 35　兔盒固定家兔

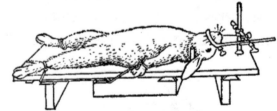

图 1 - 36　固定台固定家兔

3. 动物性别的鉴定

哺乳动物主要根据外生殖器来鉴别性别。

(1)小鼠和大鼠:性别的鉴别要点有三:雄鼠可见阴囊内睾丸下垂,热天尤为明显;雄鼠的尿道口与肛门距离较远,雌鼠则较靠近;成熟雌鼠的腹部可见乳头。

(2)豚鼠:与小鼠、大鼠基本相同。

(3)家兔:雄兔可见阴囊,两侧各有一个睾丸,用拇指和食指按压生殖器部位,雄兔可露出阴茎,雌兔的腹部可见乳头。

(4)青蛙和蟾蜍:把动物提起,前肢作环抱状的为雄性,前肢呈伸直状的为雌性。此外雄性在生殖季节前肢第一至三趾基部有椭圆形抱雌疣,雄性蟾蜍无论生殖季节还是非生殖季节前肢第二、三趾背面有黑褐色的色素疣。

4. 动物年龄的鉴定

动物的年龄鉴定主要是根据体重、行为、牙齿、指爪、皮毛、眼睛等体征综合判断。

(1)兔的年龄鉴定:白色家兔幼年门齿洁白、短小、整齐,眼睛圆亮,被毛光亮紧贴身体,指爪呈白色,爪根呈粉红色,随着年龄的增长,指爪逐渐露于脚毛之外。一岁以下家兔指爪红色部长于白色部,一岁家兔红色部与白色部长度相当,一岁以上白部长于红部。老年白色家兔指爪长而弯曲,色黄、有磨损;门齿厚黄,有磨损;眼睛蒙眬;被毛稀疏无光泽。深色家兔与白色家兔的不同点是指爪呈黑褐色。

(2) 鼠类的年龄鉴定:一般根据体重来判断(表 1-2),也可根据生理特征来判断,如大鼠出生后约第 19 天长出第一对白齿,第 35 天长出第三对白齿,雄鼠第 40 天睾丸下降,雌鼠第 72 天阴道张开;雄小鼠出生后约 21 天睾丸下降,雌小鼠约第 35 天阴道张开。

表 1-2　大白鼠、小白鼠年龄与体重关系

大白鼠		小白鼠		大白鼠		小白鼠	
年龄/d	体重/g	年龄/d	体重/g	年龄/d	体重/g	年龄/d	体重/g
40	40	20	8	120	196	60	24
60	80	30	14	160	228	80	27
80	130	40	18	200	250	90	28
100	165	50	22	320	290	120	30

(3) 豚鼠的年龄鉴定:豚鼠年幼时牙齿短白,指爪短而软,眼睛圆亮,被毛光亮紧贴身体。老年豚鼠则齿长、爪长,被毛稀疏而光,眼睛蒙眬,行动迟缓。

(4) 家鸽年龄鉴定:家鸽年龄大时腿、趾鳞片明显而粗糙,羽毛蓬松色暗污。

(5) 狗的年龄鉴定:成年狗一般 42 齿,8 个月恒牙全部长成。幼年狗牙齿白而无磨损;1~2 岁狗下颌前门齿逐渐被磨损;2~3 岁狗下颌齿尖端因磨损而消失,上颌门齿开始磨损;4~5 岁狗上颌齿尖端因磨损而消失,牙齿变黄;5~10 岁狗门齿全部磨损;10~12 岁狗牙根全部磨损。

二、实验动物的麻醉

在整体动物实验中,为了避免动物挣扎而影响实验结果,必须用麻醉药将动物麻醉后再进行实验。对不同实验要求和不同种类动物,应选择恰当的麻醉药物和剂量。

1. 麻醉方式

(1) 局部麻醉:常用 2% 普鲁卡因做皮下浸润麻醉,可用于局部手术,适用于中型以上的动物。该药亲脂性低,不易穿透黏膜,故只做注射用药。

(2) 全身麻醉

1) 吸入麻醉:将乙醚蘸在棉球上放入玻璃罩内,利用乙醚的挥发性质,经肺泡吸入,作用快,除去乙醚后麻醉很快消除,适用于小白鼠、大白鼠短时间麻醉。罩内麻醉时间不可太长,以免缺氧。其缺点是乙醚麻醉初期常有兴奋现象,且因其对呼吸道有强烈的刺激性,而使呼吸道分泌物增加,易发生呼吸道阻塞,故使用中应注意观察。

2) 注射麻醉:① 戊巴比妥钠:该药具有镇静催眠作用,其机制主要是阻止神经冲动传入大脑皮质,从而对中枢神经系统产生抑制作用。因其对动物麻醉作用稳定,持续时间适中,故一般动物麻醉都可使用。② 乌拉坦(氨基甲酸乙酯):多数实验动物都可使用,其对呼吸抑制作用小,麻醉作用较弱,持续时间较长。

静脉注射麻醉药时,开始给药的速度可略快些,即先给予总量的 1/3,以求动物能快速、顺利地度过兴奋期。后 2/3 剂量的推入速度宜慢,且边注射边观察动物生命体征的变化(心跳、呼吸等)。当确定已达到麻醉效果时,即可停止给药,不必急于将剩余的麻醉药全部推入。

2. 麻醉效果的判断

动物达到麻醉的基本状态是:肢体肌肉松弛,呼吸节律呈深而慢的改变,角膜反射存在但较为迟钝,躯体自然倒下,此时为最佳麻醉效果。

若麻醉剂量给予不足,动物仍有挣扎、尖叫等兴奋表现时,应观察一段时间,确认动物是否已度过兴奋期,不可盲目追加麻醉药,如需追加麻醉药物,一次不宜超过总量的 1/3,且不宜由静脉补充麻醉药,而以腹腔或肌肉注射的方式更为妥当,并密切观察动物是否已达到麻醉的基本状态。

麻醉过量时,实验动物会出现两种情况:一是呼吸、心搏骤停或间断等情况;二是动物全身皮肤颜色青紫,呼吸浅而慢。

常用麻醉药物的剂量和用法及作用特点见表 1-3。

表 1-3　常用麻醉药物的剂量和用法及作用特点

麻醉药品	使用对象	给药途径	浓度/%	使用剂量/(ml/kg)	维持时间/h	作用特点与注意事项
戊巴比妥钠	狗、猫、兔	静脉	3.0	1.0	1~3	对呼吸、循环无显著影响,呼吸稍变慢。药品配制后可保持 1~2 个月,用时配成生理盐水溶液
		腹腔	3.0	1.4~1.7		
	豚鼠	腹腔	2.0	2.0~2.5		
	鼠类	腹腔	2.0	2~3		
	鸟类	肌肉	2.0	2.5~5.0		
异戊巴比妥钠	狗、猫、兔	静脉	5.0	0.8~1.0	3~5	作用同戊巴比妥钠
		肌肉腹腔	10.0	0.8~1.0		
	鼠类	腹腔	10.0	1.0		
(苯)巴比妥钠	狗、猫	腹腔静脉	3.5	2.2~3.0	3~5	麻醉诱导期长,深度不易控制,对呼吸、血压和其他功能无大影响,实验前 0.5~1 h 用药
	兔	腹腔	3.5	4.3~6.0		
	鸽	肌肉	5.0	6.0		
硫喷妥钠	狗、猫、兔	腹腔静脉	2.0	1.3~2.5	0.5~1.0	麻醉快,对胃、肠无影响,对呼吸有抑制,常使喉头痉挛,注射宜慢,用量要灵活
	大白鼠	腹腔	1.0	5.0~10.0		
氨基甲酸乙酯	狗、猫、兔	腹腔静脉	30.0	2.5~3.3	2~4	作用温和,安全度大,适用动物广,可用于基础麻醉或全麻醉。麻醉过程注意保温
	豚鼠、鼠类	肌肉腹腔	20.0	7.0		
	鸟类	肌肉	20	6.0		
	蛙类	淋巴囊	20	2~3 μl/只		
氯醛糖	狗、猫	静脉	10.0	0.8~1.0	1.5~3	药品溶解时需水浴加热
		腹腔	10.0	1.0~1.5		
	兔	静脉	5.0	1.0~1.5		
酒精	狗	静脉	32	12.0~15.0	2~4	兴奋期稍长
	兔	静脉	32	5.0		

3. 注意事项

1）一般为 8～12 h。

2）配制的药物浓度适中,便于计算给药。配制的药液浓度不可过高,以免麻醉过急;但也不能过低,以减少注入溶液的体积。

3）麻醉剂的用量,除参照一般标准外,还应考虑个体对药物的耐受性不同,而且体重与所需剂量的关系也并不是绝对成正比的。

4）麻醉期体温容易下降,要采取保温措施。

5）注意控制静脉注射速度,静脉注射 2/3 剂量后,必须缓慢推注,同时观察肌肉紧张性、睫毛反射和皮肤针刺的反应。

6）控制麻醉深度。

三、实验动物的给药途径

根据实验目的的、动物种类、药物剂型的不同对动物实施不同的给药方法。

1. 经口给药法

（1）口服法：把药物加入饲料中或饮水中让动物自动摄入。

（2）灌胃法：将药物由灌胃针（管）直接灌入动物胃内。操作时将胃针（管）接在注射器上,动物取直立或平卧体位,固定动物头部,强迫动物张口,胃针（管）压在舌根部、沿上腭缓缓插入至所需深度（图 1 - 37）,如小鼠 3 cm,大鼠 5 cm,家兔 15 cm,狗 20 cm。注意不要插入气管。

2. 静脉注射

静脉注射时,针头与皮肤夹角保持 15°左右,针尖斜面向上,针头向心方向进针,一般刺透皮肤即达血管深度,回抽针栓有血液进入针管时便表明已进入血管。如静脉细小回抽针栓不易回血,可轻推针栓,如阻力明显表明没有进入静脉。如血管较大（如猫下肢静脉）针头刺入血管后应将针头微挑,继续前进一段,再注入药液。

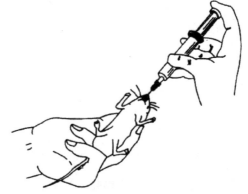

图 1 - 37　小鼠灌胃法

进针前应尽量使血管扩张,如使用止血胶带扎缚静脉向心端,若血管较小（如家兔耳缘静脉）可按摩注射部位,或用酒精反复擦拭注射部位。为了防止血管滑动,特别是皮肤松弛部位,如猫下肢静脉,要尽量固定血管。若慢性实验,进针前要先消毒。

进针后推注药液时如阻力较大或皮下出现水泡,表明药液注入了皮下,可能没有进入静脉或已穿透静脉,需要重新进针。进针前要排净针管内的气体。推注药液时,始终保持针头向下,针栓向上,以防气泡注入静脉。

（1）家兔耳缘静脉注射：耳缘静脉位于耳郭外面的外侧缘,注射前先拔去耳缘被毛,用手轻弹或按摩或用酒精棉球反复擦拭注射部,使静脉充血,如有助手,可让助手用手捏住耳根部,阻止静脉血回流心脏。实验者左手食指与中指夹住耳缘端,拇指、无名指固定耳尖,右手持针在近耳尖处进针（图 1 - 38）,如进针失败,可在原进针部位的向心端方向再试进针。

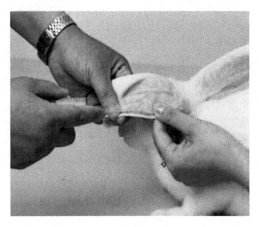

图 1-38　兔耳缘静脉注射法

（2）大、小鼠尾静脉注射：鼠尾有 3 条静脉，两侧和背侧各一条，其中两侧的尾静脉更适合静脉注射。

小鼠尾静脉注射时先将小鼠扣在玻璃钟罩或大烧杯内，让尾部露出，用酒精或二甲苯反复擦拭鼠尾部，或将小鼠尾部浸于 40～50℃的温水中 1～2 min，使尾静脉充分扩张。用左手拉小鼠尾部，右手持针刺入尾静脉，而后左手捏住鼠尾和针头，右手推注药物（图 1-39）。如推注阻力较大或局部皮肤变白，表示针头未刺入静脉或已滑脱，应重新穿刺，注入量以 0.15 ml 为宜。

大鼠幼鼠也可做尾静脉注射，方法与小鼠相同，但成年大鼠尾静脉穿刺困难，不宜尾静脉注射。

（3）猫、狗、豚鼠等动物前肢皮下静脉或后肢小隐静脉注射：操作时先剪去被毛，于静脉的向心端用止血胶带扎紧，以使静脉充盈，左手拇指固定血管，右手持针头向心方向穿刺（图 1-40），刺透皮肤后回抽针栓，如有回血（血液进入针管）表明已穿入血管，此后针头微微挑起并前进一段，而后推入药液。

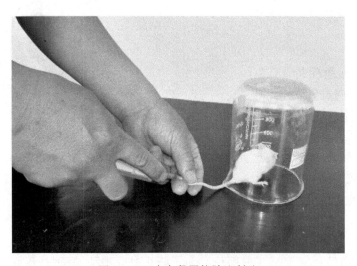

图 1-39　小白鼠尾静脉注射法

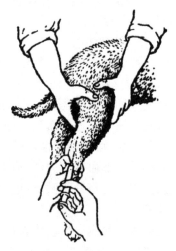

图 1-40　狗浅静脉注射

3. 腹腔注射

当静脉注射不便时可采取腹腔注射。鼠类腹腔注射时，左手持鼠腹面向上，右手持针于腹部左或右下侧外 1/4 处进针，针头先刺入皮下，后再以 45°角斜刺穿过腹肌，进入腹腔，此时应有阻力消失感觉，而后微微挑起确定没有刺入肠管后再推入药液（图 1-41）。

兔、猫等腹腔注射时，刺入部位应在腹部左或右下侧距腹白线 1 cm 处进针。进针时应仰卧并头低位。针刺透皮肤与腹肌进入腹腔后，应将针头轻轻挑起确认没有刺入肠管而后再推入药液。

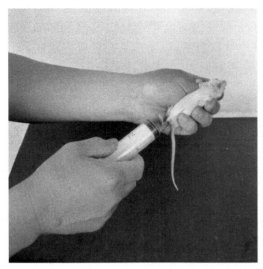

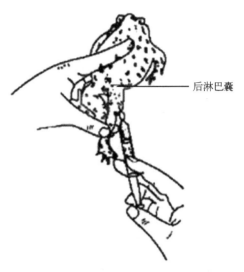

后淋巴囊

图 1-41　小白鼠腹腔注射法　　　　　　　　　图 1-42　蛙淋巴囊注射法

另外，猫、狗、家兔还可在大腿外侧行肌肉注射，蛙类可行皮下淋巴囊注射(图 1-42)。

四、动物血样采集术

动物采血是实验中常用的技能。不同的动物和不同的采血量，可采用不同的采血方法。

1. 大、小白鼠血样采集

少量血样采集可采用眼静脉采血或尾静脉采血。大量采血可用心脏取血法。

(1)眼静脉采血术：将内径为 1.0～1.5 mm 的玻璃管，折断成长 2.0 cm 的毛细管段，浸入 1% 肝素溶液中，取出后干燥。取血时左手抓住鼠两耳间的枕、颈、背部皮肤，使头部固定，并轻轻向下压迫颈部两侧，引起头部静脉血回流困难，使眼眶静脉丛充血，右手持毛细管段将其断端插入眼睑与眼球之间后轻轻向眼眶后部移动，并旋转毛细管以切开静脉丛，保持毛细管水平位，血液即流出。用事先准备的容器接收(图 1-43)。取血后立即拔出毛细管，放松左手即可止血。小白鼠一次可采血 0.2 ml，大白鼠一次可采血 0.5 ml。

(2)尾静脉采血术：同尾静脉注射方法，使尾静脉扩张，然后将尾尖端剪断，即可流出血液(图 1-44)，如血流不畅，可用手轻轻从尾根部向尾尖部挤压数次，可取到数滴血液。

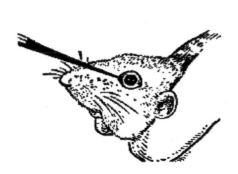

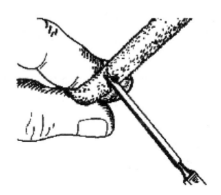

图 1-43　小鼠眼静脉取血　　　　　　　　　图 1-44　小鼠尾静脉取血

（3）心脏采血术：将鼠用左手固定后，右手触摸心脏搏动最显著的部位，并做记号，而后右手持注射器（装小号针头），由肋间隙穿刺，一般穿透胸壁即进入心脏，轻轻回抽针栓，如有快速的回血（血液进入针管），则尽可能快地抽取血液，以防血液在针管内凝固，如没有回血，可稍前进或稍后退，再回抽针栓，看看是否有回血，反复几次后仍无回血应重新穿刺。心脏采血 6～7 天后可重复进行心脏采血。

2. 家兔血样采集

少量血样采集可用耳缘静脉采血，大量血样采集可用耳动脉采血、心脏采血、前肢或后肢皮下静脉采血、分离血管采血。

（1）耳缘静脉采血术：同耳缘静脉注射术。使耳缘静脉扩张，并捏住耳根部防止血液回流，而后用粗针头刺破血管即有血液流出，可采血 1～3 ml。

（2）耳动脉采血术：同耳缘静脉注射术。使中央动脉扩张，而后在中央动脉中部向心方向将注射器针头刺入中央动脉，轻轻抽动针栓，如穿刺成功，可见血液进入注射器，一次采血可达 10 ml。

（3）前肢或后肢皮下静脉采血术：前肢皮下静脉一般选头静脉，后肢皮下静脉一般选隐静脉。操作时应先用止血胶带扎住前肢或后肢根部，防止血液回流，如血管很粗，可朝向心方向穿刺，如血管较细，可朝远心方向穿刺。

（4）分离血管采血术：适于特大量取血，一般取血后不让动物再存活。一般采用颈总动脉、股动脉、颈外静脉、股静脉。操作时先将动物麻醉，手术分离相应的血管，而后插入动脉插管，并通过导管引向容器。如果是静脉插管，经过特殊处理后可将导管固定，并可长时间多次采集血样。

3. 其他动物血样采集

狗血样采集可经过耳血管采血、前肢或后肢皮下静脉采血，以及分离血管采血。

豚鼠血样采集可用眼静脉采血、心脏采血等。

五、动物的处死

实验动物处死常用的方法：颈椎脱臼法、空气栓塞法、放血法、过量麻醉法等，选择哪种方法，要根据动物的品种（系）、实验目的、对脏器和组织细胞各阶段生理生化反应有无影响来确定。

1. 颈椎脱臼法

颈椎脱臼法是将动物的脊髓与脑断开，致使动物迅速死亡的方法。这种方法处死动物，内脏未受损坏，脏器可以用来取样。颈椎脱臼法常用于小鼠、大鼠等小型哺乳动物。

鼠的颈椎脱臼方法：将鼠放在实验台上，一只于抓住鼠尾，稍用力向后拉，另一只手的拇指和食指迅速用力往下按住其头部；或用手术剪刀或大的镊子快速压住鼠的颈部，两只手同时用力，使之颈椎脱臼从而造成脊髓与脑断离，鼠会立即死亡。

2. 空气栓塞法

空气栓塞法是将一定量的空气，由静脉注入动物循环系统内，使其发生栓塞而死的方法。当空气注入静脉后，随着心脏的跳动使空气与血液相混，致使血液呈泡沫状，随血液循环到全身各处。当血液进入心脏冠状动脉，造成冠状动脉阻塞，发生严重的血液循环障碍,动物很快死亡。空气栓塞法主要用于较大哺乳动物如兔、猫、犬等,兔与猫注入 10～20 ml 空气即可。

3. 放血法

放血法是一次性放出动物大量的血液,致使动物死亡的方法。采取此法,动物较安静、痛苦少,对脏器无损伤。小鼠、大鼠可采用摘除眼球而大量失血致死;豚鼠、兔、猫、犬可采取颈动脉、股动脉放血。

4. 药物法

可静脉或腹腔注射过量的麻醉剂或 KCl,该方法一般用于实验结束后处死动物。

5. 开放性气胸法

将动物开胸,使胸膜腔内的压力与大气压力相等,肺脏因自身回缩力发生萎缩,使动物窒息而死亡。

六、动物实验基本操作技术

1. 皮肤切口与分离皮下组织

首先确定切口的大体位置与切口大小,而后根据切口的位置和大小备皮。备皮时最好左手绷紧皮肤,右手用剪毛剪或粗剪紧贴皮肤剪去被毛。备皮后确定切口的具体部位,必要时要做出标志。切口时操作者左手将预定切口部位皮肤绷紧,右手持手术刀切开皮肤。如果是急性实验,为了减少流血,切开皮肤时可先切开一小口,左手用止血钳提起切口处皮肤,右手持止血钳钝性分离皮下组织,使欲切口的皮肤与皮下组织分离,而后将欲切口的皮肤先用止血钳夹一下,再用手术剪将皮肤剪开,重复以上操作使切口开至所需要的大小。最后操作者与助手用止血钳(必要时用手术剪)对皮下组织进行钝分离,直到暴露所要研究的器官。

2. 止血

手术过程中应注意不要损伤大血管,并及时止血,以保持手术野清晰。止血方法视情况而定,微小血管损伤引起的局部组织渗血,一般用浸温热盐水纱布压迫止血,切记不可用纱布擦拭,以防损伤神经等重要结构。如有明显血管损伤出血时,可用止血钳夹住出血点及周围的少量组织,如出血点为明确的大血管,应在止血钳夹住出血点后用丝线结扎。肌肉组织出血多为渗血,且出血较多,可将肌肉结扎。

3. 打结

常用手术结主要有平结(方结)、外科结和三叠结(图 1-45),常用的打结方法有单手打结和器械打结。

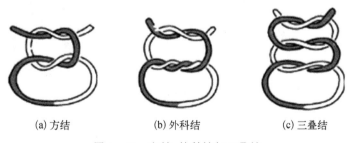

   (a) 方结   (b) 外科结   (c) 三叠结

图 1-45 方结、外科结与三叠结

（1）单手打结：适用于结线较长，位置表浅的结扎点，但简便迅速。动作分解见图1-46。

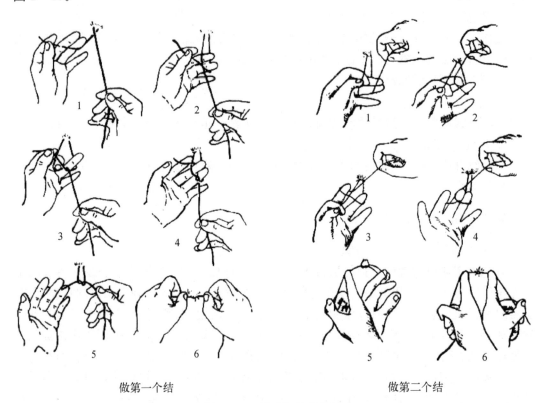

做第一个结　　　　　　　　　　　　　　做第二个结

图1-46　单手打结分解图

（2）器械打结：是用止血钳或持针钳打结，适用于结线较短、位置较深、手术野狭窄、手术精细的手术。动作分解见图1-47。

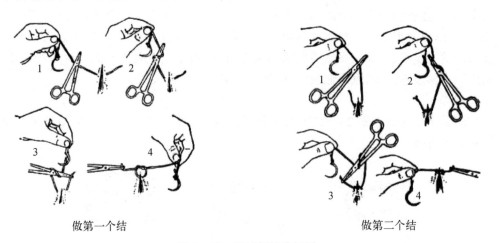

做第一个结　　　　　　　　　　　　　　做第二个结

图1-47　器械打结分解图

打结过程中，收紧线时三点成一直线，即左手用力点、右手用力点、结扎点成一直线，任一线不能向上提起，否则结扎点容易撕脱或打成滑结。同时第一结和第二结的方向不能相同,两手用力要均匀,且两手不宜离线太远。

4. 缝合

缝合是将手术过程中断开的组织重新连在一起。需要缝针、持针钳。持针钳夹在弯缝针的中后 1/3 交界处,针尖垂直刺入,按弧线方向用力。缝合线间距离一般在保证皮肤或其他组织对接严密的情况下,针数越少越好,一般皮肤缝合为 0.5～1.5 cm。皮肤较厚的动物(如狗)距离可远一些。缝合方法较多,可根据需要选择。

5. 肌肉、神经与血管的分离

在分离组织时一般情况要钝性分离,即用止血钳、剪刀插入组织,而后将止血钳、剪刀张开,用止血钳、剪刀尖端的外侧面分离组织,或者将玻璃分针插入组织钩划。较软的组织多用止血钳、玻璃分针,较硬的组织用剪刀。用剪刀分离组织时不能插入组织过深。如组织特别坚韧要改为锐性分离,即用手术刀、手术剪剪切,为了防止组织出血,在剪断前可用止血钳夹片刻后再剪切。如果在分离组织时遇到较大血管,可先结扎,后剪断。如遇神经要尽量避开。

分离肌肉时应使用止血钳或玻璃分针在整块肌肉与其他组织之间,顺着肌肉方向将肌肉分离,决不可在一块肌肉内的肌纤维间任意穿插。如果需要将肌肉切断,需先将肌肉两端结扎,而后将肌肉切断。

神经与血管都是比较娇嫩的组织,因此分离时动作应轻柔,不能用止血钳、手术镊夹持。分离时应先用蚊式止血钳、玻璃分针顺着神经或血管走行方向将其周围的组织分离,将其从其他组织中游离出来。在神经、血管游离出来后穿线时,切记线要用生理盐水浸泡过,穿线过程不能锯伤神经或血管。神经与血管分离完备后为保温和防止干燥,可在创口内滴加适量温热液状石蜡,并盖上一块温生理盐水浸泡过的纱布。

第二章 人体组织学实验

实验一 用显微镜观察上皮组织与结缔组织

【实验目的】

掌握各种类型上皮组织与结缔组织的结构特点及分布。

【主要材料与器械】

肾切片（HE染色），气管切片（HE染色），食管切片（HE染色），膀胱切片（HE染色），人小肠切片（纵切，HE染色），皮肤切片（HE染色），肌腱纵切片（HE染色），椎间盘切片（HE染色），气管软骨切片（HE染色），舌下腺切片（HE染色），回肠切片（Shiff试剂、阿利新蓝、苏木精染色），肠系膜铺片（镀银染色），皮下结缔组织平铺片（Gomori醛-苏木精、曙红、橘黄复染法），淋巴结切片（示网状纤维，镀银染色），骨横切片（硫堇-苦味酸染色）。

以上相应结构的教学课件。显微镜，载玻片，盖玻片，亚甲蓝溶液，蒸馏水，蟾蜍，毁髓针，吸水纸，大头针，滴管，解剖器一套。

【实验内容】

一、上皮组织

1. 被覆上皮

（1）单层扁平上皮

观察标本：肠系膜装片（镀银染色）。

肉眼观察：标本呈浅褐色。

低倍镜观察：标本厚薄不一，应在标本最薄的地方（染成黄色或者淡黄色）观察。细胞多边形，边界为黑色波纹形线条（为银染的细胞间质），每一个多边形的轮廓相当于一个单层扁平上皮细胞。细胞核圆形或椭圆形，淡染明亮，活体时位于中央。有时见核偏位，是因铺片时牵拉标本所致。

（2）单层立方上皮

观察标本：人肾切片（HE染色）。

肉眼观察：标本表面染色较红部位为皮质。深部染色浅处为髓质。

低倍镜观察：浅层皮质可见一个个圆球状结构，是肾小体，中央为毛细血管球，周围有空隙的为肾小囊腔，肾小囊腔外壁有单层扁平上皮细胞，可见细胞呈长梭形。皮质与髓质的主要结构成分是肾小管，管壁的上皮细胞呈锥形、立方形或低柱状，细胞核为圆形，位于细胞中央或近基底，细胞质染红色，仅一层细胞，为单层立方上皮。

高倍镜观察：可见上皮细胞染色较淡，呈立方形，细胞界限清晰。核呈圆形，染成紫蓝色,位于细胞中央。细胞质少、呈红色。

（3）单层柱状上皮

观察标本：人小肠（纵切,HE染色）。

肉眼观察：可见在标本的一侧有几个大的突起,称为皱襞,在这些皱襞的表面及皱襞之间又有许多小突起,即小肠绒毛。

低倍镜观察：在肠腔面可见到不同断面的小肠绒毛。选择切面规则、上方细胞排列整齐的绒毛观察。找到绒毛的表面,可见一层细胞,细胞顶部染色浅,为细胞质部分,基底部有一层细胞核。

高倍镜观察：上皮细胞的形状为柱状,细胞界限不清,核椭圆形,染色深,呈紫蓝色,位于细胞基底部。细胞质染成淡粉色,游离面可见厚度均匀一致、颜色较深的纹状缘。在柱状细胞之间还可见一种杯形、染色淡的细胞,核呈三角形或者扁平形,染色深,位于细胞基底部,此细胞为杯状细胞。

（4）假复层纤毛柱状上皮

观察标本：气管切片（横断,HE染色）。

肉眼观察：标本中凹面为腔面,染紫蓝色的一侧为腔面的黏膜。

低倍镜观察：黏膜的表面覆盖有假复层纤毛柱状上皮。多数上皮细胞胞质染红色,杯状细胞胞质呈空泡状。由于细胞高矮不一,故细胞核排列成复层。上皮与深面组织之间的红色均质膜状结构为基膜。

高倍镜观察：假复层纤毛柱状上皮由4种细胞组成。

1）柱状细胞：数量最多,呈柱状,顶端达上皮的游离面。核椭圆形,居浅层。细胞游离面可见密集而规则排列的纤毛。

2）梭形细胞：细胞核呈椭圆形,染色深,居中层。

3）锥形细胞：核小而圆,位于细胞中央,居深层。

4）杯状细胞：细胞核呈三角形或半月形,位于中层。

上皮细胞游离面可见纤毛,基底面可见明显的基膜。

（5）复层扁平上皮

观察标本：食管切片（横断,HE染色）。

肉眼观察：食管腔面不规则,染紫蓝色线状结构为复层扁平上皮。

低倍镜观察：可见上皮细胞层数较多,有的地方较厚,有的稍薄,故基底面呈波浪状。

高倍镜观察：表层的数层细胞为扁平形。染色较深,细胞分界不清楚。核扁圆形,位于细胞中央,与上皮表面平行;中间数层为多边形细胞,分界清楚,细胞核圆形或椭圆形。基底层由一层立方形或低柱状细胞组成,细胞排列较紧密,核圆形或椭圆形,染色深。

（6）变移上皮

观察标本：膀胱切片（HE染色）。

肉眼观察：标本中凹凸不平、染色深的一面是膀胱的内表面。

低倍镜观察：黏膜表面覆盖有变移上皮,细胞核排列为复层。细胞分界较清楚,胞质染色浅。

高倍镜观察：表层细胞体积大,呈立方形或矩形,胞质深染,有1～2个细胞核,称为盖细胞;中间数层细胞呈多边形,有些呈倒置的梨形;基膜不明显。

2. 腺上皮

观察标本：舌下腺切片（HE 染色）、回肠切片（Shiff 试剂、阿利新蓝、苏木精染色）。

（1）舌下腺观察：黏液性腺细胞呈很淡的蓝色，浆液性腺细胞呈红色或紫红色，腺细胞围成泡状，腺泡间有大小不一的各种导管。

（2）回肠切片观察：单层柱状上皮内分布着蓝色、紫红色或玫瑰红色的杯状细胞。细胞呈高脚杯状，游离端为膨大的杯腹，内充满着色的黏原颗粒，近基底部为一细柄，其上部有细胞核。

二、结缔组织

1. 疏松结缔组织

观察标本：食管切片（HE 染色）、皮下结缔组织铺片（活体台盼蓝注射，Gomori 醛-苏木精、曙红、橘黄复染法）。

（1）食管切片

肉眼观察：管壁分为三层，内外两层染色较深，中层染色浅，由疏松结缔组织构成。

低倍镜观察：疏松结缔组织中纤维不够清晰，排列疏松，着红色。基质着色较淡，细胞轮廓不清，仅见染成蓝色的胞核。

高倍镜观察：

① 胶原纤维：较粗且大小不均，染成粉红色，呈带状、块状或点状断面。

② 弹性纤维：调节微调，可见组织中有亮红色断点状或细丝状结构，即为弹性纤维。

③ 细胞：镜下所见紫蓝色椭圆形细胞核，主要为成纤维细胞核，细胞轮廓不清。其他细胞较少，不易识别。

（2）皮下结缔组织铺片

肉眼观察：皮下疏松结缔组织铺片，厚薄不均。

低倍镜观察：纤维粗细不等，染红黄色带状的是胶原纤维，紫蓝色细丝状的是弹性纤维。

高倍镜观察：选择较薄、细胞和纤维较分散的部位进行观察。

1）纤维

① 胶原纤维：粗大，红黄色直行或波浪状的带状结构。

② 弹性纤维：较细，呈紫蓝色直行、弯曲或螺旋状的细丝。

2）细胞

① 成纤维细胞：星形多突，胞质较丰富，染成粉红色。细胞核紫蓝色，圆形或卵圆形。

纤维细胞较小，为长梭形，胞质较少，仅见染紫蓝色的长椭圆形的细胞核。

② 巨噬细胞：呈圆形、椭圆形或不规则形。胞质丰富，含吞噬的台盼蓝染料颗粒。细胞核小、着色较深，呈圆形或卵圆形。

其他细胞不易分辨。

2. 骨组织

观察标本：骨横切片（硫堇-苦味酸染色）。

肉眼观察：标本不规则，凸的一面为外面，相对应的凹面为骨髓腔面，标本染棕褐色。

低倍镜和高倍镜观察：在较暗的光线下从外向内观察，最外层为数层平行排列的外环骨板；骨髓腔表面的骨板与外环骨板排列一致，称内环骨板，但层数较少，且不平整。介于内、外环骨板之间呈同心圆排列的结构为骨单位。

三、示教(一)

1. 致密结缔组织

观察标本：手指皮肤切片(HE染色)、肌腱纵切片(HE染色)。

（1）手指皮肤切片

肉眼观察：标本中染紫蓝色的为上皮，其深面染粉红色的为不规则致密结缔组织。

低倍镜和高倍镜观察：不规则致密结缔组织中的纤维成分，因排列方向不一致，被切成各种断面。其中胶原纤维较粗大，染粉红色。弹性纤维较细，染亮红色。纤维束之间染紫蓝色的细胞核主要为成纤维细胞的核。基质较少，未着色。

（2）肌腱纵切片

肉眼观察：红色条状是肌腱的纵切，红色块状是肌腱的横切。

低倍镜和高倍镜观察：纵切面上，胶原纤维束平行排列，染为红色。细胞单行排列于胶原纤维束之间，呈长梭形，胞质少，细胞核呈杆状或椭圆形，又称腱细胞。横切面上，胶原纤维束呈大小不等的红色块状，腱细胞呈星形，有的可见细胞核。

2. 脂肪组织

观察标本：人的体皮(HE染色)。

肉眼观察：标本中呈蜂窝状、染色浅的一侧是皮下脂肪组织。

低倍镜观察：皮肤深部的皮下组织中可见脂肪组织，被疏松结缔组织分隔成小叶，小叶内有许多排列密集的空泡状的脂肪细胞，胞质呈空泡状，乃由于脂滴在制片过程中被溶解所致。

高倍镜观察：脂肪细胞呈球形或多边形，胞质内含一大空泡，仅见周边薄层胞质，扁平状的核也被挤压至一侧的胞膜下。

3. 网状结缔组织

观察标本：淋巴结切片(镀银染色)。

肉眼观察：标本棕黄色。

低倍镜观察：选择比较疏松且色浅的部位，换高倍镜观察。

高倍镜观察：网状纤维呈灰黑色，粗细不等，分支交错成网。网眼中的许多圆形黑色的细胞核为网状细胞及淋巴细胞的核。网状细胞的核通常较淋巴细胞的核稍大，色浅，核仁明显。

4. 软骨组织

观察标本：气管软骨切片(HE染色)、椎间盘切片(HE染色)。

（1）气管软骨切片

肉眼观察：标本中部染浅蓝色带状结构即为透明软骨。

低倍镜观察：透明软骨由中央染浅蓝色的透明软骨组织和周围染红色的致密结缔组织的软骨膜两部分组成。透明软骨边缘的基质染粉红色，越向中央嗜碱性越强。周边的软骨细胞体积较小，细胞较幼稚，呈扁圆形，单个分布。深部软骨细胞逐渐变大，呈圆形或椭圆形,具有明显的软骨陷窝,陷窝周围的蓝色环状软骨基质即为软骨囊。

高倍镜观察:软骨细胞胞质弱嗜碱性,核较小,位于细胞中央。生活状态时,软骨细胞充满软骨陷窝内,但在 HE 染色切片中,胞质收缩,细胞变得不规则,因而与软骨囊之间出现腔隙。细胞间质中含胶原纤维,其折光率与基质相同,故不易分辨。

(2) 椎间盘切片

肉眼观察:切片染红色条状。

低倍镜和高倍镜观察:纤维软骨中有大量染红色的平行或交错排列的胶原纤维束,软骨细胞小而少,成行排列于胶原纤维束之间,软骨基质不明显。

四、示教(二)

1. 活动纤毛观察

取一蟾蜍或蛙,用自来水冲洗干净,用毁髓针捣毁脑和脊髓,剪取蛙舌、腭、咽部黏膜放在载玻片上。

低倍镜观察:观察边缘或近边缘较薄的部位,找到摆动的纤毛换高倍镜观察。

高倍镜观察:上皮游离面的纤毛呈节奏的同向摆动。

2. 皮下疏松结缔组织铺片制作与观察

1) 用毁髓针捣毁蟾蜍的脑和脊髓,切开腹部皮肤,在皮下取其一些丝状物(疏松结缔组织)放载玻片上,用解剖针和镊子展开、展薄,待稍干加一滴亚甲蓝溶液,盖上盖玻片,用吸水纸吸去多余水分。

2) 在显微镜下观察,可见呈深蓝色的细纤维为弹性纤维,浅蓝色的粗纤维为胶原纤维,呈深蓝色小点的为细胞核。

【问题讨论】

1. 总结上皮组织的结构特点、分布部位和功能。

2. 总结结缔组织的结构特点、各类结缔组织的分布。

3. 疏松结缔组织有哪些细胞及纤维成分? 这些细胞与纤维的功能如何?

实验二　　用显微镜观察肌组织与神经组织

【实验目的】

1. 掌握 3 种肌肉组织的结构特点。

2. 掌握神经元形态结构特点,掌握有髓神经纤维的结构特点,熟悉神经末梢的形态特征。

【主要材料与器械】

平滑肌分离装片(卡红染色),膀胱切片(HE 染色),神经纤维纵、横切片(HE 染色),手指皮肤切片(HE 染色),骨骼肌纵、横切片(铁苏木精染色),心肌切片(磷钨酸-苏木精染色),脊髓神经元分离装片(亚甲蓝染色),脊髓横切片(HE 染色),运动终板压片(氯化金染色)。

以上相应教学课件和教学图片。蟾蜍,1%亚甲基溶液,眼科剪,载玻片,盖玻片,1%乙酸溶液,0.65%氯化钠溶液,显微镜。

【实验内容】

一、肌肉组织

1. 骨骼肌

观察标本：骨骼肌纵、横切片（铁苏木精染色）。

肉眼观察：紫红色。纵切面呈长方形，横切面呈圆形。

低倍镜观察：骨骼肌纵切面肌纤维平行排列，有明暗相间的横纹，靠近肌膜处有许多蓝紫色细胞核。肌纤维间有极少量结缔组织成分，其中有蓝色长梭形细胞核。骨骼肌横切面肌纤维呈大小相近的红色块状断面，细胞核圆形，染紫蓝色，位于细胞周边。

高倍镜观察：纵切面上的骨骼肌细胞呈长圆柱形，明暗相间的横纹明显。肌纤维借少量的疏松结缔组织相连，疏松结缔组织中有少量长梭形细胞核。

2. 心肌

观察标本：心肌切片（磷钨酸-苏木精染色）。

肉眼观察：标本呈蓝色。

低倍镜观察：在纵切面上可见到心肌的纵、斜等切面，肌纤维短柱状，有不明显的环纹，多单核，极个别有双核，细胞间闰盘明显，肌纤维相互连接呈网状，肌纤维间有极少量结缔组织。横切面肌纤维为不规则的圆形，大小不一，少数可见细胞核，肌纤维间有极少量结缔组织。

高倍镜观察：在纵切面上可见心肌纤维，彼此分支连接成网状，细胞连接处为闰盘，细胞核卵圆形，位于纤维中央，肌纤维的横纹不如骨骼肌明显。肌纤维之间结缔组织中有丰富的血管。从横切面上可见心肌纤维呈不规则的圆形，细胞质内含有丰富且相对分散的红色细小颗粒，即肌原纤维。

3. 平滑肌

观察标本：平滑肌分离装片（卡红染色）、膀胱切片（HE染色）。

（1）平滑肌分离装片

低倍镜观察：肌纤维细长梭形。

高倍镜观察：肌纤维细长梭形，细胞核长椭圆形，位于肌纤维中部。未分离开的肌纤维以斜面相贴。

（2）膀胱切片

肉眼观察：标本周围染红色的一层为膀胱的肌层，为观察的重点。

低倍镜观察：从内向外可见变移上皮、结缔组织，较厚一层为不同切面的平滑肌纤维束。呈块状的是平滑肌横切，呈条状的是平滑肌纵切。

高倍镜观察：纵切的平滑肌细胞外形为梭形，细胞核棒状或椭圆形，染色较淡，单个位于细胞中央，细胞质嗜酸性，染红色。各平滑肌细胞紧密相邻，互相嵌合平行排列成束。横切平滑肌细胞外形大小不等，呈相似的圆形或不规则多边形，染红色，大者中部可见圆形染蓝色的细胞核，小的无核。

二、神经组织

1. 神经元的形态结构

观察标本：脊髓神经元分离装片（亚甲蓝染色）、脊髓横切片（HE染色）。

（1）脊髓神经元分离装片

低倍镜观察：神经元多突起，大小差别较大。细胞核大，核仁明显。

高倍镜观察：神经元胞体或突起内有大量的尼氏体。神经元突起多有呈阶段性分布的髓鞘。

（2）脊髓横切片

肉眼观察：其中央可看到深染的"H"形（或蝴蝶形）结构，为脊髓的灰质。灰质的一端比较宽大，为前角；另一端比较细小，为后角。周围染色浅的部位为脊髓的白质。

低倍镜观察：找到前角，可见许多体积较大的多角形细胞，单个或成群分布，为前角多极运动神经元。选择其中结构完整、可见有细胞核的神经元用高倍镜观察。

高倍镜观察：运动神经元胞体呈多角形，胞体内可见以下结构：细胞核大而圆，多位于胞体的中央。核质染色浅，呈空泡状，核仁清晰可见；尼氏体为胞质中充满紫蓝色小块状或颗粒状的结构。如果染色较好的话，胞体表面可见附有黑色小体，即突触小体。白质神经纤维表面多棘刺。

2. 运动终板

观察标本：运动终板压片（氯化金染色）。

肉眼观察：标本蓝色。

低倍镜观察：压扁的骨骼肌纤维被染成淡紫色或淡红色，不具有完整的纤维形态，神经纤维及其终末染成黑色。神经纤维束不断分出单条神经纤维（轴突）走向骨骼肌纤维，轴突近终端呈花枝状，其末端呈环状，分布在骨骼肌纤维表面，形成运动终板。

高倍镜观察：轴突末梢的分支呈爪状扭曲膨大，附着在骨骼肌纤维表面。神经纤维呈节段性，郎飞结明显。

3. 环层小体与触觉小体

观察标本：手指皮肤切片（HE 染色）。

肉眼观察：表面染深紫红色者是上皮，上皮深面染粉红色者是结缔组织。

低倍镜和高倍镜观察：环层小体位于真皮结缔组织深面，体积较大、圆形或卵圆形，由多层同心圆排列的扁平细胞构成。小体中央有一条均质状的圆柱体。其中央有失去髓鞘的感觉神经纤维末梢，环层小体感受压觉。上皮基底部凹凸不平，深面的结缔组织突向上皮形成真皮乳头，触觉小体即位于真皮乳头内。可见触觉小体染深红色，呈长椭圆形，由数层扁平横列的细胞组成，其长轴与上皮表面垂直，本染色并不能显示扁平上皮之间的神经末梢，扁平上皮外还包被薄层结缔组织，可感受触觉。

4. 骨骼肌的铺片制作与观察

取蟾蜍后肢上的一小束肌肉，放于载玻片上，加一滴 0.65% NaCl 溶液，用玻璃分针将肌肉分离开，加盖玻片，用低倍镜观察，可见粗而圆的纤维状肌细胞。把视野调暗，可见细胞表面的横纹。然后从载物台上取下载玻片，在盖玻片的一侧加一滴 1% 乙酸溶液，在另一侧用吸水纸吸引，作用 2~3 min，镜检可见位于肌细胞周边的椭圆形细胞核。

5. 坐骨神经简易分离装片制作与观察

取新鲜的蛙坐骨神经一小段，置于载玻片上，滴少许任氏液，用玻璃分针充分分离（沿着神经纤维长轴方向）。而后加一滴亚甲蓝溶液，并加上盖玻片，用吸水纸吸去多余的液体，放在显微镜下观察。

（1）轴突：为神经纤维中央较暗的部分。

（2）髓鞘：包绕着轴突的外方一薄层黄绿色发亮的结构。

（3）神经膜：于髓鞘外方较细的一条暗线。

（4）郎飞结：在神经纤维的一定距离上，可见髓鞘和神经膜中断，此狭窄处即为郎飞结。

【问题讨论】

1. 试总结肌组织的结构特点。

2. 在光镜下如何区分平滑肌、骨骼肌和心肌？

3. 神经细胞有什么结构特点？ 主要存在何处？

4. 神经纤维由哪些结构组成？

第三章　人体解剖学实验

表3-1列出了正常人体解剖学专用名词中某些难字、罕见字及容易读错的字的发音。

表3-1　正常人体解剖学专用名词中某些难字、罕见字及容易读错的字的发音

汉字及拼音		汉字及拼音		汉字及拼音		汉字及拼音	
轴	zhóu	吮	shǔn	筋	jīn	褶	zhě
腭	è	痔	zhì	鞘	qiào	勃	bó
胫	jìng	胰	yí	匝	zā	络	luò
踝	huái	括	kuò	膈	gé	睫	jié
腓	féi	蕾	lěi	睾	gāo	袢	pàn
髌	bìn	阑	lán	腋	yè	涎	xián
跗	fū	脾	pí	颊	jiá	毗	pí
跖	zhí	蒂	dì	咀	jǔ	嗅	xiù
楔	xiē	眦	zì	嚼	jué	砧	zhēn
骰	tóu	糜	mí	臂	bì	镫	dèng
骺	hóu	虹	hóng	龈	yín	屏	píng
廓	kuò	瞳	tóng	阜	fù	橄	gǎn
韧	rèn	睑	jiǎn	腮	sāi	榄	lǎn
盂	yú	杓	sháo	釉	yòu	绒	róng
膝	xī	厌	yàn	黏	nián	束	shù
皱	zhòu	泌	mì	粘	zhān	索	suǒ
襞	bì	盏	zhǎn	峡	xiá	胼	pián
肘	zhǒu	丸	wán	雍	yōng	胝	zhī
髁	kē	憩	qì	穹	qióng	趾	zhǐ
菱	líng	蔓	màn	贲	bēn(ì)	骶	dǐ
颧	quán	颏	kē	喙	huì	寰	huán
囟	xìn	凝	níng	桡	ráo	肋	lèi
嵴(棘)	jí	颌	hé	髂	qiǎ	颞	niè
髋	kuān	蜗	wō	骼	gé	肱	gōng

在学习解剖学之前,首先熟悉解剖学描述人体结构的常用方位术语和剖面。

解剖学规定人体的标准解剖姿势(图3-1)是身体直立,两眼平视前方,下肢并拢,足尖向前,上肢下垂于身体两侧,手掌向前,两足靠拢。当描述人体某一部分方位时,无论人体处于何种姿势(如仰卧、俯卧等)均以这个标准姿势进行描述。

方位的描述:近头为上,近足为下;近腹为前,近背为后;近正中为内侧,远正中为外侧;近体表或实质器官表面为浅,远体表或实质器官表面为深;肢体近躯干为近端,远躯干

为远端;以及体腔内、外等。用以上方位术语,说明人体各部分、各器官之间的位置关系。表3-2列出了一些常用的解剖学方位术语及定义。

表3-2 常用解剖学方位术语

术语	释 义	定 义	举 例
上	距颅顶和足底的相对距离	接近头部者,或位于结构的上方	头位于肝的上方
下		远离头部者,或位于结构的下方	胃位于肺的下方
前	距身体前、后的相对距离	接近或位于身体腹面	胸骨位于心脏前方
后		接近或位于身体背面	食管位于气管后方
内侧	距身体正中矢状面相对距离	接近正中矢状面	尺骨位于桡骨的内侧
外侧		远离正中矢状面	肺位于心脏的外侧
内	两结构间位置	两个结构之间	横结肠位于升结肠与降结肠之间
同侧	与身体两侧做对照	与另一结构位于身体相同侧	胆囊和升结肠位于同侧
对侧		与另一结构位于身体相反侧	升结肠位于降结肠的对侧
近侧	多用于四肢	接近躯干或结构起始处	肱骨位于桡骨的近端
远侧		远离躯干或结构起始处	指骨位于腕骨的远端
浅	与体表的相对距离	接近或位于体表者	肋骨位于肺表层的上方
深		远离体表者	肋骨位于胸、背皮肤的深层

常用的剖面术语:横切面(又称水平面),将人体或器官分为上、下两部分;矢状面(又称纵切面),将人体或器官分为左、右两部分;冠状面(又称额状切面),将人体或器官分为前、后两部分(图3-2)。

在解剖学中为表明胸腔器官与体表的关系,使用了体表胸部标志线,主要有前正中线、锁骨中线、腋前线、腋后线、肩胛线、后正中线等(图3-3)。

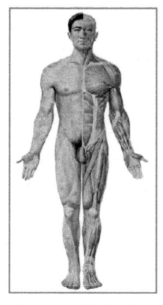

图3-1 人体标准解剖姿势

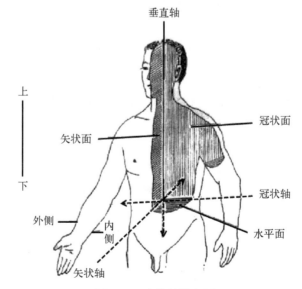

图3-2 人体的轴和面

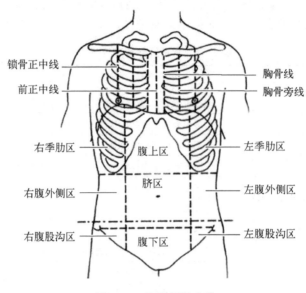

图 3-3　胸腹部标志线

锁骨正中线
前正中线
右季肋区
右腹外侧区
右腹股沟区
胸骨线
胸骨旁线
左季肋区
左腹外侧区
左腹股沟区
腹上区
脐区
腹下区

解剖学上为描述腹部器官的位置,采用腹部分区法,有九分法和四分法两种,其中九分法介绍如下。

九分法:由两条横线和两条纵线,将腹部分为 9 个区。

横线:① 上横线,为通过左、右肋弓最低点的连线;② 下横线,为通过左、右髂结节的连线。

纵线:① 左纵线,为通过左腹股沟韧带中点的垂线;② 右纵线,为通过右腹股沟韧带中点的垂线。

九分法腹部分区分别为:右季肋区、腹上区、左季肋区、右腹外侧区、脐区、左腹外侧区、右腹股沟区、腹下区、左腹股沟区。

实验一　运动系统的形态结构观察

【实验目的】

熟悉人体骨骼的组成及主要连结结构,了解骨骼肌形态及主要肌肉部位和名称。

【主要材料与器械】

人体全身骨架标本,人体各部分离骨标本,膝关节解剖浸制标本,髋关节解剖浸制标本,肩关节解剖浸制标本,肘关节解剖浸制标本,脱钙骨标本,灰化骨标本,成人长骨纵剖标本,颅整体标本,颅底标本,新生儿全颅标本,幼儿长骨纵剖浸制标本,脊柱纵切浸制标本,带椎间盘腰椎浸制标本,骨盆解剖浸制标本,足弓浸制标本,人整体解剖浸制标本,全身骨骼肌模型。

以上相应结构教学幻灯片和教学图片。手术镊,解剖盘。

【实验内容】

骨、骨连结及骨骼,骨骼肌各部组成和结构。

一、骨和骨骼

1. 骨的形态、构造和成分

观察标本：人体全身骨架标本、人体各部分离骨标本、幼儿骨纵剖浸制标本、成人长骨纵剖标本、脱钙骨标本、灰化骨标本。

（1）骨的形态：依据各类型骨的结构与形态特点，从分离骨标本中分辨出长骨、短骨、扁骨、不规则骨，从人体全身骨架标本上观察与分析各类型骨在人体的分布规律。

（2）骨的构造：长骨分为两端的骺和中间部的骨干。幼年长骨骺与骨干之间有一薄层软骨为骺软骨，骺表面有薄层透明软骨为关节软骨。骨干表面是一层致密结缔组织，为骨外膜，骨外膜深部为骨质，骨干中央为骨髓腔，内有骨髓。

骺浅层结构致密为骨密质，深层结构疏松为骨松质，骨松质内充满红骨髓，骨干主要由骨密质构成。骨骺深部主要由骨松质构成。骨松质由许多排列成网状的骨小梁构成，骨小梁呈片状或针状。

（3）骨的成分与性质：观察、轻拿与触摸脱钙骨标本与灰化骨标本，可见脱钙骨柔软而有弹性；灰化骨轻而易碎。注意总结骨的成分与性质的关系。

（4）骨连结：人体全身的骨经由骨连结形成人体支架。骨连结有直接连结和间接连结。直接连结是由相邻的骨之间借致密结缔组织、软骨或骨直接相连。间接连结又称关节。

2. 关节的结构

关节的基本结构为关节面、关节囊和关节腔。

关节面：关节中骨与骨相互接触的骨面。

关节囊：附着于关节周围，包围关节，由滑膜和纤维膜构成的囊。滑膜位于关节囊的内表面，纤维层位于关节囊的外层。

关节腔：关节囊与关节面之间的潜在间隙。

3. 颅骨

（1）颅的构成：颅骨分脑颅骨和面颅骨两部分。脑颅骨由 8 块骨（额骨 1 块、顶骨 2 块、枕骨 1 块、颞骨 2 块、筛骨 1 块、蝶骨 1 块）组成，面颅骨由 15 块骨（上颌骨 2 块、颧骨 2 块、鼻骨 2 块、泪骨 2 块、腭骨 2 块、下鼻甲骨 2 块、犁骨 1 块、下颌骨 1 块、舌骨 1 块）组成。下颌骨与颞骨间有颞下颌关节，舌骨游离，其余各骨均以缝直接相连。

（2）颅的整体观

颅的顶面观：额骨与顶骨之间有冠状缝，两顶骨之间有矢状缝，枕骨与顶骨之间有人字缝。

颅底内面观：从前向后有颅前窝、颅中窝、颅后窝。颅前窝有筛板和筛孔。颅中窝中央为蝶鞍，其上面有凹陷，为垂体窝。垂体窝的前外侧有与眶相通的视神经管。在视神经管的外侧，有一条与眶相通的裂隙，称眶上裂。在蝶骨体的外侧，有圆孔、卵圆孔和棘孔。颅中窝的后外侧部与颅后窝之间的长方形隆起是颞骨的岩部，颞骨岩部后面的中央有一个较大的孔，称内耳门。颅中窝与颅前窝内的这些裂孔，是脑神经、脑血管出入颅腔的部位。颅后窝中央有较大的孔，为枕骨大孔。枕骨大孔的前外侧缘有一条通向颅外的短管，称舌下神经管。

颅底外面观：可以看到枕骨大孔、犁骨、腭骨、外耳门等结构。

颅的前面观：两眶和骨性鼻腔。眶呈四面锥体形。尖向后内,有视神经管通颅腔,上壁与外侧壁交界处后方有眶上裂通颅腔。眶内侧壁前缘处有凹窝,为泪囊窝,向下续鼻泪管通鼻腔。骨性鼻腔中央有骨性鼻中隔将鼻腔分为左右两部分,每侧鼻腔外侧壁各有 3 个弯曲的小骨片,分别为上鼻甲、中鼻甲、下鼻甲。

颅的侧面观：颞骨中部有外耳门,外耳门前方为颧骨与颞骨连结而成的颧弓。颧弓上、下方分别为颞上窝与颞下窝。颞上窝内额骨、顶骨、颞骨、蝶骨会合处为翼点。

（3）新生儿颅：脑颅相对较大,额骨、顶骨会合处有前囟,顶骨、枕骨会合处有后囟,顶骨、枕骨、颞骨会合处有颞囟,额骨、顶骨、颞骨、蝶骨会合处有蝶囟。额骨、顶骨、枕骨均有明显的结节。

4. 躯干骨及其骨连结

躯干骨包括胸骨、肋骨、椎骨,它们借骨连结组成脊柱和胸廓。

（1）脊柱

1）脊柱的构成

观察标本：人体全身骨架标本和脊柱纵切浸制标本。

脊柱是由颈椎(7 块)、胸椎(12 块)、腰椎(5 块)、骶骨(1 块,由 5 个骶椎融合而成)、尾骨(1 块)共同连结组成。脊柱侧面观有 4 个弯曲,颈曲、腰曲凸向前,胸曲、骶曲凸向后。注意分析脊柱生理弯曲的意义。

2）椎骨的形态

观察标本：颈椎、胸椎、腰椎、骶骨、尾骨标本。

椎骨前部圆柱状结构为椎体,后部弓状骨板为椎弓,椎体与椎弓围成的孔为椎孔,上、下椎骨的椎孔贯穿成椎管。椎弓与椎体相连的部位为椎弓根,其上、下各有一切迹,分别为椎上切迹与椎下切迹,上、下椎骨间的相邻椎上切迹与椎下切迹围成椎间孔。椎弓的后部为椎弓板。椎弓板向后下的突起为棘突,向两侧的一对突起为横突,向上一对突起为上关节突,向下一对突起为下关节突。注意思考椎管、椎间孔是怎样形成的。

颈椎：椎体小,椎孔大,横突根部有横突孔,第 2～6 颈椎棘突末端分叉。寰椎无椎体。枢椎的椎体向上有齿突。隆椎棘突特别长。

胸椎：椎体两侧上、下各有肋凹,棘突长,伸向后下。

腰椎：椎体大,椎弓发达,椎孔近似三角形,棘突板状向后平伸。

骶骨：由 5 块骶椎愈合而成,呈倒三角形,中央有管,为骶管。前面凹陷,有 4 对骶前孔通骶管。背面隆凸,正中有棘突愈合而成的骶正中嵴,该嵴两侧有 4 对骶后孔通骶管,该嵴下方有骶管裂孔。

尾骨：由 3～4 块尾椎愈合而成。

3）椎骨间的骨连结

观察标本：脊柱纵切浸制标本与带椎间盘腰椎浸制标本。

椎间盘：为连结相邻椎骨椎体间的纤维软骨,周缘为纤维环,中央是胶状髓核。

韧带：相邻椎骨的椎体之间、椎弓板之间、棘突之间、横突之间均有韧带。

椎骨间关节：主要观察椎间关节、寰枢关节、寰枕关节的组成与运动形式。

（2）胸廓

观察标本：人体全身骨架标本，胸骨、肋骨标本。

1）胸廓的构成：胸廓由 12 对肋、12 块胸椎、1 块胸骨和它们间的骨连结构成。注意分析人类胸廓的形态特征和功能。

2）胸骨　胸骨可区分为胸骨柄、胸骨体和剑突三部分。胸骨两侧有 7 对切迹，是与肋的连结面。

3）肋与肋骨　肋由肋骨与肋软骨构成。上 7 对肋直接连胸骨，第 8～10 肋前端的肋软骨依次连于上位肋的肋软骨，形成肋弓，第 11、第 12 对肋前端游离（称浮肋）。注意观察理解肋与胸椎、胸骨间的骨连结。

肋骨与椎骨、胸骨间的关节运动，可使胸廓扩大或缩小，是呼吸运动的基础。

5. 四肢骨及其骨连结

（1）上肢骨及其骨连结

1）上肢带骨：包括锁骨和肩胛骨。

锁骨：略呈"S"形，内侧与胸骨形成胸锁关节，外侧与肩胛骨形成肩锁关节。

肩胛骨：于胸廓的后外侧。

2）上肢骨游离骨：包括肱骨、桡骨、尺骨、手骨。

肱骨：上端有半球形关节面，为肱骨头。

桡骨：位于前臂外侧，上端是桡骨头，有关节凹和环状关节面。下端外侧有突起为桡骨茎突，下面为腕关节面。

尺骨：位于前臂内侧，上端粗大，有半月形关节面。

手骨：腕骨 8 块，排成两列；掌骨 5 块；指骨 14 块。

3）上肢骨的主要骨连结

肩关节：由肩胛骨的关节盂和肱骨头组成。关节头大，关节窝小，关节囊薄而松弛，关节囊内有肱二头肌长头腱通过。注意总结肩关节的结构特点与功能相适应的关系。

肘关节：为一复合关节，有 3 个关节（肱尺关节、肱桡关节、桡尺关节）。

（2）下肢骨及其骨连结

1）下肢带骨：即髋骨，由幼年的髂骨、耻骨与坐骨愈合而成。髋骨中部外面有一深窝，为髋臼，是三骨骨体愈合处。髋骨后上部是髂骨，分一体一翼，髂翼上缘为髂嵴。髋骨后下部为坐骨。髋骨前下部为耻骨。

2）下肢游离骨：包括股骨、髌骨、胫骨、腓骨、足骨。

股骨：分一体两端，上端伸向内上方，呈半球状，为股骨头。

髌骨：为三角形籽骨，后面有关节面。

胫骨：位于小腿内侧，分一体两端，上端膨大，分为内侧髁与外侧髁。外侧髁后下面有腓关节面。下端有向内下方突起，为内踝，下面为关节面。

腓骨：分一体两端，细长。上端为腓骨头。

足骨：跗骨 7 块，跖骨 5 块，趾骨 14 块。

3）下肢骨的主要骨连结

髋关节：由股骨头和髋臼组成，属杵臼关节，关节窝深，关节头相对较小。关节囊厚而紧张，上方、前面、后面均有韧带加固，囊内有股骨头韧带。注意总结髋关节结构特点与机能的适应关系。

膝关节：是人体最大最复杂的关节，由股骨下端、胫骨上端、髌骨后面构成关节面，关节内有前后交叉韧带，内、外半月板及髌上囊（滑液囊）和翼状襞（内有脂肪组织）；关节外侧有副韧带加固关节。

骨盆：骨盆由左、右髋骨，骶骨，尾骨及其间骨连结构成。两耻骨联合面与其间耻骨间盘构成耻骨联合。注意理解骨盆构造与功能的适应，并注意比较男女骨盆形态的差异。

足弓：足弓呈拱形，由跗骨、跖骨和足骨间关节、韧带，以及足部肌肉、肌腱等构成。注意观察足弓的着地点，理解足弓的弹性在适应跑、跳中的意义。

二、全身骨骼肌观察

观察标本：人体整体解剖浸制标本、全身骨骼肌模型。

1. 肌的一般构造

以缝匠肌为观察对象，可见肌由中部的肌腹和两端的肌腱构成。肌腹主要由肌肉组织构成，肌腱主要由致密结缔组织构成。肌腱附着于骨。

2. 肌的形态类型

肌分为长肌、短肌、扁肌、轮匝肌四类。注意各类型肌的分布规律，分析各类型肌的功能。

（1）长肌：以缝匠肌、肱二头肌等为观察对象。长肌肌腹长梭形，肌腱条索状，多分布于四肢，适于做大幅度的运动。

（2）短肌：以肋间外肌、肋间内肌为观察对象。短肌肌腹及其肌腱较短，常呈节段性，多分布于躯干的深层，收缩幅度较小。

（3）扁肌：以腹前外侧群肌、斜方肌、背阔肌等为观察对象。扁肌肌腹扁薄，肌腱呈膜状（腱膜），多分布于胸、腹壁，除运动外还兼有保护内脏的作用。

（4）轮匝肌：以口轮匝肌、眼轮匝肌为观察对象。轮匝肌肌纤维呈环形排列，多分布于孔裂周围。

3. 重要骨骼肌位置观察

肌两端通常附着在相邻的两块或两块以上的骨面上，一般中间至少跨越一个关节，当肌肉收缩时，以骨为杠杆，以关节为枢纽而产生运动。注意分析各肌的起止点和跨越关节位置与其功能的关系。

（1）头、颈肌

1）表情肌：为皮肌，主要分布于眼裂、口裂周围。

2）咀嚼肌：均配布于颞下颌关节的周围。

3）胸锁乳突肌：起自胸骨柄前面和锁骨胸骨端，肌束斜向后上，止于颞骨乳突。

（2）躯干肌

1）背肌：背肌分深、浅两群，注意分析总结各群肌的功能。

斜方肌：位于项部和背上部浅层，起于枕外隆突、项韧带、胸椎棘突等，止于锁骨外侧端、肩峰、肩胛冈。

背阔肌：居背部下方，以腱膜起自下6个胸椎棘突、全部腰椎棘突及髂嵴，止于肱骨小结节嵴。

竖脊肌：纵列于脊柱两侧,起自骶骨背面和髂嵴后部,止于胸椎与颈椎的横突、棘突以及颞骨乳突等。

2）胸肌：胸肌分为胸上肢肌与胸固有肌,注意分析总结两类肌的功能。

胸大肌：位于胸廓的前上部,起自锁骨内侧半、胸骨柄、第1～6肋软骨,止于肱骨大结节嵴。

肋间外肌：位于各肋间隙浅层,起自肋骨下缘,肌纤维斜向前下方,止于下一肋骨的上缘。

3）膈：位于胸腔与腹腔之间,穹窿形。注意分析膈肌舒缩与呼吸运动的关系。

4）腹前外侧群肌：腹前壁正中线两侧有一对腹直肌,腹直肌两侧腹壁由浅入深分别有腹外斜肌、腹内斜肌、腹横肌。

（3）上肢肌

分肩带肌、臂肌、前臂肌、手肌。臂肌、前臂肌均分前、后两群。

1）三角肌：从前、后、外三面包裹肩关节。

2）肱二头肌：位于臂前面,有两个头分别起肩胛骨和关节盂上方,止于桡骨。

3）肱三头肌：位于臂后面,有3个头。

（4）下肢肌

分腰带肌（髋肌）、大腿肌、小腿肌、足肌。髋肌分前群和后群；大腿肌分前群、内侧群和外侧群；小腿肌分前群、外侧群和后群。注意分析总结各群肌的功能。

1）髂腰肌：贴于腹后壁,为二头肌,腰大肌起自腰椎体侧面,髂肌起自髂窝,两肌合并后止于股骨。

2）臀大肌：位于臀部,起于骶骨背面、髂骨外面,止于股骨。

3）缝匠肌：大部分位于大腿前面,起于髂骨,从髋关节前方跨越髋关节,从膝关节内后方跨越膝关节,止于胫骨上端内侧面。

4）股四头肌：位于大腿前面,肌直肌起自髂骨,股外侧肌、股中间肌、股内侧肌分别起自股骨上半外侧面、前面、内侧面,四肌肌腱向下合并为股四头肌腱,包绕髌骨,跨过膝关节前面,延续为髌韧带,止于胫骨。

5）股二头肌：位于大腿后面,起自坐骨结节,止于腓骨。

6）半腱肌与半膜肌：均位于大腿后面,起自坐骨结节,止于胫骨上端内侧面。

7）小腿三头肌：位于小腿后面,浅层两条腓肠肌分别起自股骨下端两侧,深层比目鱼肌起自胫骨上端后面,三肌肌腱合并为跟腱,止于跟结节。

【问题讨论】

1. 上肢骨及其骨连结有哪些特征适应上肢的运动?

2. 从关节的构造分析关节的牢固性与运动灵活性的统一。

3. 试述躯干骨的组成及其数目。

4. 脑颅和面颅各有哪些骨?

5. 上肢骨和下肢骨各由哪两部分组成? 各部分又包括哪些骨?

6. 试总结骨骼肌的形态、结构与功能的适应关系。

实验二　神经系统的形态结构观察

【实验目的】

1. 了解神经系统的组成及其在机体内的作用和地位。

2. 掌握脊髓的位置、外形、结构及与椎骨的对应关系；了解各部脑的外形；掌握大脑、小脑的结构组成；了解脑室与脑、脊髓被膜。

3. 熟悉脊神经的分布规律，了解脊神经主要分支的走行；熟悉脑神经的名称、分布范围与主要脑神经的走行位置；熟悉植物神经的组成，了解植物神经的分布概况。

【主要材料与器械】

锯开椎管显露脊髓标本，脊髓模型，脑干外形标本，脑的整体标本，脑正中矢状切面标本，大脑水平切面染色标本，脑室铸型，各部脑膜的解剖标本，脑干模型，脑解剖模型，大脑基底核模型，各脊神经丛解剖浸制标本，脊神经分布模型，重要脑神经解剖标本（如三叉神经解剖标本、面神经解剖标本、迷走神经走行解剖标本），自主神经模型。

神经系统教学课件和教学图片。

【实验内容】

神经系统解剖由中枢神经和周围神经组成，简表如下。

$$神经系统\begin{cases}中枢神经系统\begin{cases}脑\\脊髓\end{cases}\\周围神经系统\begin{cases}脑神经\\脊神经\end{cases}\end{cases}$$

周围神经系统从功能角度分为：

$$周围神经\begin{cases}运动神经\begin{cases}躯体运动神经（随意运动）\\内脏运动神经（自主神经）\begin{cases}交感神经\\副交感神经\end{cases}\end{cases}\\感觉神经\begin{cases}躯体感觉神经\\内脏感觉神经\end{cases}\end{cases}$$

一、脊髓

1. 脊髓的位置与外形

(1) 脊髓的位置：脊髓位于椎管内，上起枕骨大孔，下至第一腰椎下缘。

(2) 脊髓的外形：脊髓呈前后略扁的圆柱状，长约 45 cm。全长粗细不等，有颈膨大、腰骶膨大，末端缩细为脊髓圆锥。腰、骶和尾神经斜行向下于椎管中，称马尾。

脊髓表面有几条沟裂，前正中裂与后正中沟将脊髓分为左、右对称的两半。每侧有前、后外侧沟，沟内发出脊神经根丝，分别聚合成脊神经前、后根，脊神经后根又膨大为脊神经节，脊神经前、后根在椎间孔处合成脊神经。

脊髓节段：每对脊神经的根所连接的一段脊髓，称一个脊髓节段。脊髓共 31 个脊髓节段，分 8 个颈(C)段，12 个胸(T)段，5 个腰(L)段，5 个骶(S)段，1 个尾段(Co)。脊髓节段与相应的椎骨之间越向下高度差越大。

（3）脊髓被膜：脊髓表面浅层有致密结缔组织膜，为硬脊膜。硬脊膜深面有透明薄膜为蛛网膜。紧贴脊髓表面的薄膜为软脊膜，软脊膜与蛛网膜之间有许多细丝相连，二者之间有间隙为蛛网膜下腔。

2. 脊髓的内部结构

脊髓灰质位于中央管周围，呈蝶形或"H"形，整体为灰质柱，每侧半分为前角、后角和中间带（胸髓处有侧角）。前角内含有躯体运动神经元胞体，轴突自外侧沟穿出，组成脊神经前根；后角有感觉传入纤维和联络神经元；胸 1 至腰 3 脊髓节段的侧角含交感神经元的胞体；骶 2～4 节段中间带含有副交感神经元的胞体。脊髓白质位于灰质的周围，每侧分前索、外侧索和后索，内有上、下传导束，如上行的薄束和楔束、脊髓丘脑束；下行的有皮质脊髓束、红核脊髓束和前庭脊髓束等。

二、脑和脑神经

脑位于颅腔内，可分为脑干、小脑、间脑和端脑。

1. 脑干

脑干向下延续为脊髓，上连间脑，背侧连小脑。自下而上分为延髓、脑桥和中脑三部分，发出后 10 对脑神经。延髓与脊髓延续，腹侧面有锥体交叉、锥体等结构，背侧有菱形窝，窝下有第四脑室的前壁。脑桥腹侧宽阔膨隆，背侧为菱形窝上部。菱形窝中、前部两侧有纤维束连小脑。中脑腹侧有两侧的大脑脚，背面有上丘、下丘等结构。

脑干内部结构的灰质呈散在的神经核。主要有脑神经核，如动眼神经核、面神经核、三叉神经运动核、舌下神经核、三叉神经感觉核、孤束核、迷走神经背核等，以及具有传导功能的中继核，如薄束核、楔束核和红核、黑质等。白质主要有上行传导束，如内侧丘系、脊髓丘系、三叉丘系等，下行传导束主要是锥体束。脑干中央部还有一脑干网状结构，此结构与中枢神经系统的各部有广泛联系，有维持大脑皮质觉醒、引起睡眠、调节肌紧张等多种生理功能的作用。

2. 小脑

小脑位于颅后窝，脑干的后上方。小脑分左、右两个半球和中间的小脑蚓部 3 个部分。小脑的表层为灰质，称小脑皮质，深部为白质，小脑实质中有一些灰质核团，主要有齿状核等。

3. 间脑

间脑位于脑干和端脑之间，大部分被大脑半球所包裹，分为背侧丘脑、下丘脑、上丘脑、底丘脑和后丘脑 5 个部分。其中底丘脑为与中脑相移行的部分，外形上看不见。

（1）背侧丘脑：为一对椭圆形灰质核团，背侧面为侧脑室的底，外侧面连大脑，内侧面为第三脑室的侧壁。背侧丘脑由"Y"内髓板分为前核、外侧核、内侧核。丘脑是感觉的中继核。

（2）后丘脑：背侧丘脑后端两对灰质隆起，分别为内侧膝状体与外侧膝状体。

（3）上丘脑：背侧丘脑的后上方，第三脑室的顶壁，主要有松果体。

（4）下丘脑：由前向后依次可见视交叉及视束、灰结节及垂体、乳头体。下丘脑内还有许多重要的灰质核团，如视上核和室旁核等。

间脑正中的矢状裂隙是第三脑室，脑室前部由左、右室间孔与侧脑室相通，后部经中脑导水管与第四脑室相通。

4. 大脑

大脑主要由两侧大脑半球组成，位于间脑、中脑和小脑上端。

（1）大脑半球的外部结构：连接两侧大脑半球之间的结构是白质，称胼胝体。两半球之间的裂隙称大脑纵裂。大脑表面隆起的称回，下陷部分称沟。

1）大脑三沟五叶

大脑表面三条较深的沟，是大脑分叶的依据。

外侧沟：在背外侧面为最明显的沟，由前下走向后上。

中央沟：起自半球上缘近中点，弯向前下，下端接近外侧沟。

顶枕沟：在半球内侧面后部，由前下走向后上，并略转至背外侧面。

以上三沟将大脑皮质分为五叶：

额叶：外侧沟以上，中央沟以前的部分。

顶叶：外侧沟以上，中央沟以后，顶枕沟以前的部分。

颞叶：外侧沟以下的部分。

枕叶：顶枕沟后下方的部分。

岛叶：位于外侧沟的深面，是外侧沟前后壁皮质陷入外侧沟的部分。

2）大脑的面

大脑半球分为 3 个面，即外侧面、内侧面和底面。

大脑内侧面：大脑内侧面可见胼胝体呈穹隆状，是侧脑室的顶。环绕胼胝体前、上、后面的脑回为扣带回，扣带回在胼胝体下方延续为海马旁回、海马旁回沟。

大脑底面：大脑底面可见额叶底面有嗅球、嗅束等。

大脑外侧面：主要沟回有中央前沟、中央沟、中央后沟、中央前回、中央后回、额上回、额中回、额下回、角回和缘上回等。

（2）大脑的内部结构：大脑表层为皮质，深部为髓质。髓质由大量神经纤维构成，主要结构有胼胝体及内囊等传导束。在髓质内包埋着灰质核团，即大脑基底核，在髓质内还有裂隙，即侧脑室。

1）基底核：包埋于大脑深部的灰质核团，基底神经核组成如下。

尾状核：松鼠尾状，从前外、背外、后外、后下三面环绕丘脑，是侧脑室底的一部分。

豆状核：位于丘脑外侧，前部连于尾状核，切面呈三角形。

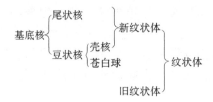

2）内囊：是髓质投射纤维的主要分布区，位于丘脑、尾状核与豆状核之间。

3）侧脑室：每侧大脑半球中间深部各有一腔隙为侧脑室，是大脑髓质内的裂隙，有中间孔与第三脑室相通。可分中央部、前角、后角、下角，分别位于顶叶、额叶、枕叶、颞叶。侧脑室有脉络丛并与第三脑室脉络丛相延续。

4）胼胝体：属联合纤维，位于大脑纵裂底部。

5. 边缘系统

脑组织与内脏活动、情绪和记忆有关的结构,称边缘系统(又称内脏脑),包括边缘叶和与其功能密切联系的皮质下结构。边缘叶包括大脑半球内侧面扣带回、海马旁回、海马旁回沟围绕胼胝体近一周的结构。皮质下结构有杏仁核、隔区、下丘脑、丘脑前核群等。

6. 脑神经

脑神经与脑相连,共 12 对,第一对发自大脑,第二对发自间脑,余 10 对发自脑干,由颅底的裂孔和缝隙中出颅腔,以罗马数字为序,名称分布等见表 3-3。

表 3-3　脑神经的成分和分布与功能

序	名　称	成分	分　布　与　功　能
Ⅰ	嗅神经	感觉性	鼻腔上部黏膜;嗅觉
Ⅱ	视神经	感觉性	起自视网膜,汇成视神经,入颅腔,连于间脑视交叉;视觉
Ⅲ	动眼神经	运动性	支配提上睑肌,眼球上直肌、下直肌、内直肌和下斜肌,内脏运动纤维至瞳孔括约肌和睫状肌
Ⅳ	滑车神经	运动性	支配上斜肌,使眼球转向下外方
Ⅴ	三叉神经	混合性	分布于面部,眼、鼻、耳、口腔、牙齿等部分的感觉,咀嚼肌运动
Ⅵ	展神经	运动性	支配外直肌,使眼球外展
Ⅶ	面神经	混合性	面部表情肌运动;舌前 2/3 的味觉。泪腺、颌下腺和舌下腺的分泌
Ⅷ	前庭蜗神经	感觉性	分布于内耳螺旋器,汇成听觉的蜗神经传导听觉信息,分布于内耳囊斑和壶腹嵴汇成前庭神经传导位置觉信息
Ⅸ	舌咽神经	混合性	支配腮腺、部分咽肌,感觉成分分布于颈动脉窦,舌后 1/3 味蕾
Ⅹ	迷走神经	混合性	咽喉肌运动和咽喉部感觉;心脏活动,支气管平滑肌;横结肠以上的消化管平滑肌的运动和消化腺体的分泌
Ⅺ	副神经	运动性	胸锁乳突肌使头转向对侧,斜方肌提肩
Ⅻ	舌下神经	运动性	舌肌运动

7. 脑和脊髓的被膜

(1)硬膜:硬膜是一层厚而坚韧的结缔组织膜,包于脊髓的称硬脊膜,包于脑的称硬脑膜。硬膜内有血管和神经。某些部位的硬脑膜分为两层,形成腔隙,内含静脉血,称为硬脑膜静脉窦。

(2)蛛网膜:蛛网膜薄而透明,无神经和血管。与软脑膜之间有间隙,称蛛网膜下隙,内充满脑脊液。蛛网膜在颅顶部形成颗粒状突起并伸入硬脑膜静脉窦内,称为蛛网膜颗粒。脑脊液由此渗入硬脑膜窦。

(3)软膜:软膜为一层薄而透明富含血管的膜,紧贴于脊髓和脑的表面,分别称为软脊膜和软脑膜。软脑膜及之下的丰富血管突向脑室,称脉络丛,产生脑脊液。

8. 脑脊液及其循环

脑脊液是脉络丛产生的无色透明液体,充满脑室和蛛网膜下隙,具有保护脑和脊髓、维持颅内压、参与组织代谢的作用,其产生和循环结构如下:

左、右侧脑室脉络丛→左、右室间孔→第三脑室→中脑导水管→第四脑室→正中孔→

蛛网膜下隙→蛛网膜颗粒→硬脑膜窦→颈内静脉

三、外周神经

1. 脊神经

脊神经共 31 对,前根属运动性,后根属感觉性,前、后根在椎间孔处合成一条脊神经干,颈神经 8 对,胸神经 12 对,腰神经 5 对,骶神经 5 对,尾神经 1 对,脊神经分前、后两支,前支粗大,后支细小,除胸神经外,前支交织成网,形成颈丛、臂丛、腰丛和骶丛。

(1) 颈丛:起源于 C1～C4 脊神经,分支支配舌骨的肌肉,以及颈部和头后部的肌肉。

(2) 臂丛:起源于 C5～T1 脊神经,形成 5 个主要神经分支,分别支配上肢和肩部的肌肉。

(3) 腰骶丛:起源于 L5～S4 脊神经,形成 4 条主要神经分支,分别支配低位肢体肌肉。

2. 植物神经

(1) 植物神经的组成:植物神经又称内脏运动神经或自主神经,分布于心肌、平滑肌和腺体上,有两种功能纤维即交感神经纤维和副交感神经纤维。结构分布特点见表 3-4。

表 3-4　自主神经的结构分布特点

比较项目	交　感　神　经	副交感神经
低位中枢	脊 T1～L3	脑干、脊髓骶段侧角
神经节位置	椎旁神经节(构成交感干) 椎前神经节(腹腔神经节,肠系膜上、下神经节,主动脉肾节)	器官旁,脏器内神经节
节前神经纤维 节后神经纤维	节前神经纤维短,节后神经纤维长	节前神经纤维长,节后神经纤维短
分布范围	全身血管、心脏和内脏器官的平滑肌、心肌、腺体,以及立毛肌、瞳孔开大肌	内脏器官和心脏的平滑肌、心肌、腺体,以及瞳孔括约肌、睫状肌

(2) 交感干:位于脊柱两侧,呈链锁状,由椎旁交感神经节及节间纤维组成。交感干借交通支(灰交通支、白交通支)与脊神经相连。每侧交感干颈部有 3 个神经节,胸部有 11～12 个神经节,腰部有 4～5 个神经节,骶部有 4 个神经节。

(3) 迷走神经:迷走神经出颅后伴颈、颈内静脉、总动脉下降至颈根部。左迷走神经主干向下沿食管前面下降,沿途分支分布于食管、左肺、胃、肝等。右迷走神经主干向下沿食管后面下降,腹腔支参加腹腔丛,沿途分支分布于右肺、食管、胃后壁。

【问题讨论】

1. 绘制一段脊髓的横切面图,并注明各部结构名称。

2. 脑干由几部分组成?各部分分别与哪些脑神经根相连?

3. 试述脑各部位的位置、形态结构及彼此间的相互联系。

4. 内囊位于何处?一侧内囊损伤将出现哪些主要的功能障碍?

5. 熟记 12 对脑神经的名称,属感觉、运动和混合性的脑神经各有哪些?

6. 交感神经和副交感神经在结构及功能上有何不同?

实验三　感觉器官的形态结构观察

【实验目的】

掌握眼球与耳的解剖学和视网膜、耳蜗的显微结构。

【主要材料与器械】

牛(或其他大型动物)眼球新鲜或浸泡标本(带眼肌),人眼球模型,小动物眼球壁切片(HE 染色)。颞骨解剖示外、中、内耳结构标本,耳放大模型。听小骨模型,内耳模型,豚鼠(或其他小动物)内耳过蜗轴纵切片(HE 染色)。

以上相应结构教学课件、教学图片。手术镊,解剖盘,显微镜,剃刀或刀片。

【实验内容】

一、眼

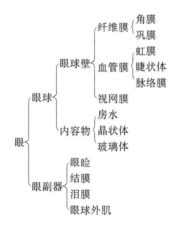

1. 眼球的大体解剖结构

观察材料:人眼球模型,解剖牛(或其他大型动物)眼球标本。

观察眼球的外形,辨认视神经出眼球的部位,然后用刀片沿眼球赤道将牛眼球切成前后两半,结合眼球模型进行观察。

眼球位于眼眶内,其后面借视神经与脑相连,基本呈球形,由眼球壁和眼球内容物组成。

(1) 眼球壁:包括纤维膜、血管膜和视网膜。

1) 纤维膜:主要由致密结缔组织构成,厚而坚硬。前 1/6 圆形透明略前凸部分称角膜,其他呈乳白色,不透明称巩膜;角膜和巩膜交界的组织中存在一环形静脉管,称巩膜静脉窦,是房水循环的通道。

2) 血管膜:由丰富的血管和色素细胞构成。由前向后分为虹膜、睫状体和脉络膜三部分。角膜后呈圆盘状的称虹膜,虹膜中央称瞳孔,虹膜内缘有环形平滑肌称瞳孔括约肌,瞳孔向外放射状排列的平滑肌称瞳孔开大肌。虹膜与角膜形成的夹角称前房角,房水由此渗入巩膜静脉窦。睫状体位于虹膜后外方,呈环形增厚,内有睫状肌。睫状体借睫状小带与晶状体相连。血管膜的后部大部为脉络膜,呈黑褐色。

3）视网膜：附贴于血管膜内面，位于脉络膜内面的有光感。眼球后部视网膜中央偏鼻侧有白色圆斑，称视神经盘，此盘无感光作用，又称盲点；中央偏颞侧中央凹陷呈黄色，称黄斑，是感光最敏感的部位。

（2）眼球内容物：包括房水、晶状体和玻璃体。

1）房水：为无色透明液体，充满眼房。眼房是角膜与晶体之间的腔隙；由虹膜分隔成前房和后房，前、后房借瞳孔相通。房水有曲光、营养和维持眼内压的作用。

2）晶状体：虹膜后方，无色透明，双凸透镜状，富弹性，晶状体与睫状体之间连有睫状小带。

3）玻璃体：充填于晶体和眼球壁之间的无色透明胶状物质。

2. 眼球的显微结构

观察材料：小动物眼球的水平切片（HE 染色）。

（1）低倍镜与高倍镜转换观察：首先分辨眼球壁的外膜（角膜、巩膜）、中膜（虹膜、睫状体、脉络膜）、内膜；分辨眼球内容物（晶状体、玻璃体）。

（2）高倍镜观察视网膜

1）色素上皮：紧贴脉络膜，为单层立方上皮，富含黑色素。

2）视细胞层：由视杆细胞和视锥细胞组成。显微镜下可见密集的染蓝色的细胞核，其外侧有许多粉红色杆状或长锥体状突起，该突起分别为视杆细胞和视锥细胞的外突。

3）双极细胞层：细胞核排列紧密，染色深，主要由双极细胞的细胞体构成，细胞核排列紧密，细胞类型（双极细胞、水平细胞、无长突细胞及网间细胞）切片中不能区别。

4）节细胞层：细胞核大多为单层排列，细胞核较大，胞核圆形或卵圆形，呈空泡状，核膜清楚，核仁明显。轴突向内形成神经纤维层。

二、耳

1. 耳的大体解剖结构

耳又称前庭蜗器，由外耳、中耳和内耳三部分组成。内耳有听觉感受器和位置感受器。

（1）外耳：包括耳郭、外耳道、鼓膜三部分。外耳道呈"S"形弯曲，大部分位于颞骨岩部。鼓膜位于外耳与中耳交界处，为椭圆形、半透明薄膜，外侧面向前下外方倾斜，与外耳道底呈 45°，其中心向内凹陷为鼓膜脐，其边缘附着于颞骨上。

（2）中耳：包括鼓室、咽鼓管和听骨链。

1）鼓室：颞骨岩部内的含气小腔。鼓室有几个开口：一个开口是外耳道，由鼓膜封闭；两个开口进入内耳，一是前庭窗或卵圆窗，另一个是蜗窗或圆窗，分别被一层膜封闭；还有一个咽鼓管或称耳咽管，与咽部相通。其他一些开口可与颞骨乳头内的一些气室相通。

鼓室内有 3 块听小骨，即锤骨、砧骨和镫骨。它们以关节相互连结。锤骨柄附于鼓膜内面鼓膜脐处。锤骨头与砧骨头形成关节，砧骨长脚与镫骨小头相关节，镫骨的底封闭前庭窗。

2）咽鼓管：连接鼓室和咽的管道。在鼓室前壁开口为咽鼓管鼓室口，在咽侧壁的开口为咽鼓管咽口。

（3）内耳：由骨迷路和膜迷路两种结构组成。

1）骨迷路：为颞骨岩部的骨性隧道，分前庭、骨半规管和耳蜗三部分，它们彼此相通。

前庭：位于骨迷路中部，为不规则小腔。它的外侧壁为鼓室的内侧壁，其上有前庭窗和蜗窗。它的后上方有5个小孔与3个骨半规管相通，前下方有一较大的孔通耳蜗。

骨半规管：位于骨迷路的后部，有3个，即上、后、外骨半规管，互成垂直排列。每个骨半规管有两脚与前庭相通，其中一脚有一膨大部，为骨壶腹。后、上骨半规管没有壶腹的一端合并成一个总骨脚，故3个骨半规管只有5个孔开口于前庭。

耳蜗：位于骨迷路的前部，形似蜗牛壳，由一骨螺旋管卷绕蜗轴两周半而成。蜗顶朝前外方，为盲端。蜗底朝向后内方，开口于前庭。耳蜗的中轴为蜗轴，近水平位。由耳蜗纵切面（沿蜗轴）可见，自蜗轴向管内伸出一螺旋状的骨片，为骨螺旋板。

2）膜迷路：借纤维束悬挂在骨迷路内的膜性小管和小囊，包括膜半规管、椭圆囊、球囊和蜗管几部分。

椭圆囊和球囊：位于前庭内。椭圆囊在后上方，与3个膜半规管相通。球囊向前下借连合管与蜗管相通。椭圆囊与球囊之间也有小管相连，此管向上延伸为内淋巴管，末端扩大为内淋巴囊。椭圆囊的底壁与球囊前壁上有囊斑，为运动觉与空间位置感受器。

膜半规管：形状与骨半规管相似，但管径较小，在膜壶腹部内壁上有壶腹嵴。运动觉感受器。

蜗管：是骨螺旋管内的膜性管，呈三角形，也作两周半旋转，一端借连合管与球囊相通，另一端终于蜗顶。蜗管的上壁（前庭膜）与底壁（基底膜）与骨螺旋板相接，外侧壁（螺旋韧带）贴于骨螺旋管外侧壁上。蜗管的下壁由基底膜和骨螺旋板的边缘部组成蜗管把骨螺旋管分为上部的前庭阶和下部的鼓阶，二者在蜗顶借蜗孔相通。

（4）内耳的显微结构

观察材料：豚鼠（或其他小动物）内耳切片（HE染色）。

肉眼观察：可见耳蜗切面及其骨性蜗轴。豚鼠耳蜗的骨螺旋管卷绕的圈数较多，故在切片上可见蜗轴的两侧均有3～4个骨螺旋管的横断面。每个骨螺旋管内有三角形蜗管。耳蜗周围为颞骨组织，内有半规管和前庭部的断面。

低倍镜观察：蜗轴的骨质疏松，蜗轴向骨蜗管突出形成骨螺旋板，在近骨螺旋板基部可见到一些圆形、胞体大、核圆、染色较淡的细胞，为螺旋神经节细胞的细胞体。骨螺旋板的外侧是蜗管，蜗管横断面呈三角形，分上、外、下三壁。

高倍镜观察：选择一个较好的蜗管横切面观察。上壁为前庭膜，外壁为骨螺旋管内面骨膜增厚所形成的螺旋韧带，下壁由基底膜和骨螺旋板的边缘部组成。

重点观察基底膜上的听觉感受器——螺旋器，由支持细胞、毛细胞、胶质盖膜等组成。

① 毛细胞：呈柱状，游离面有短的听毛。② 支持细胞：形态多样，按位置和形态可分为指细胞和柱细胞。③ 在骨螺旋板边缘的骨膜增厚部分向蜗管内伸出一片胶状的薄膜，称为盖膜。活体时，盖膜常与听毛接触。

【问题讨论】

1. 光线通过哪些结构到达视网膜？

2. 声波经耳的哪些结构传导至听觉感受器？

3. 试以内耳的组织结构及功能特点说明，耳对不同频率的声波是如何感受并进行初步分析的？

实验四 循环系统与免疫系统的形态结构观察

【实验目的】

1. 熟悉心脏的位置、外形，心脏传导系的组成、位置，掌握心脏解剖结构及出入心脏的大血管，了解心包的构成。

2. 掌握全身主要动脉、静脉的分布状况。

3. 熟悉主动脉、中动脉、中静脉的显微结构，联系机能了解其特点。

4. 通过对淋巴结、脾、胸腺的组织结构的观察，掌握淋巴组织的结构特征。

【主要材料与器械】

心脏解剖标本及模型，上半身解剖标本及模型，淋巴管系统模型，新鲜猪心，心脏传导系模型，人体全身动、静脉解剖标本及模型，脾脏模型，大动脉切片（HE 染色），中动脉切片（HE 染色），中静脉切片（HE 染色），淋巴结纵切片（HE 染色）。

解剖器械，解剖盘，显微镜。

【实验内容】

一、心脏

1. 心脏的位置、形态

(1) 心脏的位置：心脏位于胸腔内，膈的上方，两肺之间，中纵隔内偏左，约 2/3 居正中线的左侧，外被心包。心脏的长轴与身体正中线约成 45°。

(2) 心脏的比邻：前方大部分被胸膜和肺所遮盖，仅有小部分借心包与胸骨体和左 3～6 肋软骨相邻，后方有食管和主动脉；下方为膈；上方连有大血管，两侧为纵隔胸膜和肺。

(3) 心脏的形态：略呈倒置的圆锥形，略大于自身手拳，分心尖与心底部。心尖向左前下，游离状；心底朝右后上。心表面有 3 条浅沟，内有心脏的血管经过：冠状沟，近心底环形浅沟，是心房与心室的表面分界线；前室间沟，心脏前面下至心尖右侧；后室间沟，自心脏的膈面向心尖左侧。室间沟为左、右心室的表面分界线。心脏的上部两侧有左、右心耳，是心房外突的结构。

2. 心脏的内部结构

先在标本和模型上熟悉心脏的内部结构，然后剖开新鲜猪心进行观察。用解剖刀首先沿肺静脉、左心房至左心室切开，以免切坏主动脉中的主动脉瓣；然后沿肺动脉干到右心室切开，以免切坏右房室瓣。

(1) 心腔

1) 右心房：是心腔中最右侧的部分，壁薄腔大，共有 3 个入口，即上腔静脉口、下腔静脉口和冠状窦口。冠状窦口位于下腔静脉口与右房室口之间。右心房的出口为右房室口，位于右心房的前下方。右心房有向左前方突出部分，为右心耳。在房间隔的下部，有一卵圆形浅窝，为卵圆窝。

2）右心室：略呈尖端向下的锥体形，与右心房相通处有三尖瓣（房室瓣）结构，壁内有突出的乳头肌，乳头肌上连有腱索，腱索另一端与三尖瓣相连。三尖瓣关闭，可阻止血液倒流回右心房。右心室出口为肺动脉口，在口的周缘附有三片呈半月形的瓣膜，为肺动脉瓣（半月瓣），以防肺动脉血倒流。

3）左心房：构成心底的大部分，后壁两侧各 1 对肺静脉口。在左心房的前下部有左心房出口，即左房室口，通向左心室。左心房向右前方突出的部分为左心耳。

4）左心室：位于右心室的左后下方，左心房前下方，构成心膈面的大部分。左心室的入口即左房室口，左房室口处有二尖瓣结构，壁内有腱索和乳头肌，二尖瓣关闭，可阻止血液倒流至左心房。左心室腔前内侧为主动脉口，此处有主动脉瓣结构（半月瓣），以防主动脉血倒流。

心脏各腔入口、出口及瓣膜见表 3-5。

表 3-5 心脏各腔入口、出口及瓣膜

心脏各室	流 入 口	瓣 膜	流出口	瓣 膜
右心房	上腔静脉口、下腔静脉口、冠状窦口		右房室口	
右心室	右房室口	三尖瓣	肺动脉口	肺动脉瓣
左心房	肺静脉口（4 个）		左房室口	
左心室	左房室口	二尖瓣	主动脉口	主动脉瓣

（2）心壁：心壁由内向外分为心内膜、心肌层和心外膜 3 层。心内膜是一层光滑的膜，与动脉、静脉内膜相延续，内有神经、血管及心传导系统分支。心肌为主要功能结构，心房肌薄，左心室肌比右心室肌厚。心外膜为浆膜，也是心包的脏层。

（3）心脏的传导系统

1）窦房结：呈长椭圆形，位于上腔静脉口附近右心房壁的心外膜深面，由起搏细胞组成。呈椭圆形。

2）房室结：位于房间隔下部右侧心内膜下，冠状窦口的前上方，呈扁椭圆形。房室结的下端与房室束相延续。

3）房室束：起自房室结，沿室间隔膜部下行，于室间隔肌部上缘处分为左、右束支，分别沿室间隔左、右侧心内膜下向下走行。束支再分为浦肯野纤维与心肌纤维相连，支配心肌收缩活动。

（4）心脏的血管

营养心脏的动脉为左、右冠状动脉，左、右冠状动脉都起源于升主动脉根部。右冠状动脉沿冠状沟向右下行，之后走行于后室间沟，其分支主要分布于右心，左冠状动脉在肺动脉干与左心耳之间沿冠状沟向左前行，移行分为前室间支和旋支，其分支主要分布于左心。

心的静脉多与心的动脉伴行，最终汇入冠状窦，静脉血经冠状窦口流入右心房。

（5）心包：心包是包在心和大血管根部的密闭膜性结构，脏、壁层之间形成密闭的潜在腔隙，称心包腔，内有少量浆液。

$$
心包\begin{cases} 纤维心包 & 位于外层，厚而坚韧，无弹性 \\ 浆膜心包\begin{cases} 壁层，贴于纤维心包的内面 \\ 脏层，包于心的外表面，即心外膜 \end{cases} \end{cases}
$$

二、血管

1. 全身主要动脉和静脉的分支和分布

（1）肺循环血管：包括肺动脉与肺静脉。

1）肺动脉：肺动脉干起自右心室，在升主动脉前左后上方斜行，至主动脉弓下方分为左、右肺动脉。

2）肺静脉：每侧各两条，分别为左上、左下肺静脉和右上、右下肺静脉。肺静脉起自肺门，穿过心包注入左心房。

（2）体循环血管

1）动脉：主动脉主要分为升主动脉、主动脉弓和降主动脉。降主动脉以膈为界，分别为胸主动脉和腹主动脉，主要分布于胸腹部、盆部和下肢。主动脉主要分支及其分布如图3-4所示。

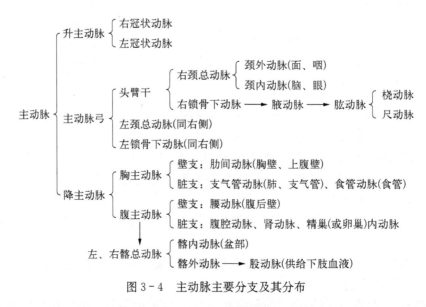

图3-4 主动脉主要分支及其分布

升主动脉：升主动脉从左心室发出，在上腔静脉左侧上行，至右侧第二胸肋关节处移行为主动脉弓。升主动脉起始处稍膨大的主动脉窦发出左、右冠状动脉。

主动脉弓：主动脉弓续接升主动脉，呈弓形弯向左后方，于第4胸椎体下缘左侧移行为胸主动脉。凸侧从右向左发出3大分支：头臂干（无名动脉）、左颈总动脉和左锁骨下动脉。头臂干为一粗短干，向右上方斜行至右胸锁关节后方分为右颈总动脉和右锁骨下动脉。

降主动脉：降主动脉以膈的主动脉裂孔为界，分为胸主动脉和腹主动脉，前者在胸腔，后者在腹腔。腹主动脉平第4腰椎体下缘分出左、右髂总动脉。

2）静脉：体循环静脉系统结构和分布的特点有：属支多、血流慢、管壁薄、管腔大；有浅静脉、深静脉两个系统，深静脉与同侧各动脉伴行，浅静脉位于皮下，之后进入深静脉系统；多数静脉内有瓣膜，防止血液倒流；有比动脉更丰富的吻合支。

注入右心房的静脉主要有上腔静脉、下腔静脉和心静脉，前两者又分浅静脉和深静脉。

门静脉是由肠系膜上静脉和脾静脉汇合成长 6～8 cm 的主干，行至肝门分两支进入肝，收集腹腔内不成对脏器的静脉血。体循环主要静脉及其分支、分布如图 3-5 所示。

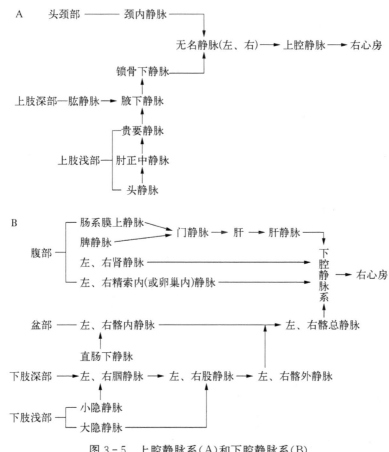

图 3-5 上腔静脉系(A)和下腔静脉系(B)

2. 血管壁的组织结构

动脉管壁分为内膜、中膜和外膜 3 层。内膜的内表面为单层扁平上皮，称内皮，其表面光滑。中膜由弹性纤维和平滑肌组成。外膜主要由结缔组织组成，内含营养管壁的血管。

（1）大动脉管壁：动脉的中层厚，弹性纤维多，弹性大。

（2）中、小动脉：管壁弹性纤维较少，平滑肌相对增多，富有收缩性。

（3）中静脉：管壁薄，管腔大，常呈塌陷状，弹性纤维和平滑肌也较少。

三、淋巴系统

淋巴系统是循环系统的一个组成部分，它由淋巴管、淋巴结、脾等组成。

1. 淋巴管道

包括毛细淋巴管道、淋巴管、淋巴干和淋巴导管。毛细淋巴管以盲端起始于组织，由单层内皮细胞构成，回流部分组织液；毛细淋巴管汇合成淋巴管，之后再汇合为 9 条较大的淋巴干,最终汇集成2条最大的淋巴导管。

(1)胸导管:是全身最长最粗的淋巴管道。由第1腰椎前起,向上穿过膈肌主动脉裂孔,在食管后方、脊柱前面,回流淋巴液入左静脉角。

(2)右淋巴导管:很短,由右颈淋巴干、右锁骨下淋巴干和右支气管纵隔淋巴干汇合而成,注入右静脉角。

2. 淋巴结

淋巴结为灰红色扁椭圆形小体,其凸侧有数条输入淋巴管,凹侧有淋巴结门,有输出淋巴管及血管神经出入。淋巴结沿血管成群分布。

3. 脾

位于左季肋区,与9～11肋相对,长轴平行10肋,正常在肋弓内不能触及,脾为扁椭圆形实质器官。

【问题讨论】

1. 心有多少个口与血管相通?

2. 心传导系包括哪些结构? 有何作用?

3. 血液经过心脏是如何流动的? 为什么只沿着一个方向流动而不反流?

4. 在显微镜下如何区分大动脉、中动脉和中静脉?

实验五 呼吸系统的形态结构观察

【实验目的】

1. 掌握鼻旁窦、呼吸道及肺的位置、形态结构。

2. 了解胸膜、胸膜腔及纵隔的大体形态结构。

【主要材料与器械】

头颈部矢状切面浸泡标本或模型,喉的解剖标本或模型,喉软骨模型,气管、支气管和肺的解剖标本或模型,胸腔解剖标本或模型,气管横切片(HE染色),肺切片(HE染色)。

以上相应结构教学课件(幻灯片)和教学图片。显微镜等。

【实验内容】

一、呼吸器官的形态、结构观察

1. 鼻

鼻可分为外鼻、鼻腔和鼻旁窦三部分。

(1)外鼻:外鼻分鼻根、鼻背(梁)和鼻翼。

(2)鼻腔:鼻腔的底部为硬腭,顶与颅前窝中部相邻,鼻腔被鼻中隔分为左、右两腔,前有鼻前孔与外界相通,后以鼻后孔通向咽部。鼻腔分鼻前庭和固有鼻腔两部分,固有鼻腔外侧壁自上而下有上鼻甲、中鼻甲和下鼻甲。各鼻甲下方依次为上鼻道、中鼻道和下鼻道。上鼻道和中鼻道有鼻旁窦开口,下鼻道前部有鼻泪管的开口。

(3)鼻旁窦:鼻旁窦是由颅骨的骨性腔内衬黏膜形成,共4对,各开口于鼻腔,即上颌窦(开口于中鼻道)、额窦(开口于中鼻道)、蝶窦(开口于蝶筛隐窝)及筛窦(开口于上、中鼻道)。

2. 咽

咽是呼吸道和消化道的共同通道。位于鼻腔、口腔和喉的后方,为漏斗形、前后略扁的肌性管道。上起颅底,下至第 6 颈椎平面,呈前后略扁的漏斗形,位于颈椎前方。前壁分别与鼻腔、口腔和喉腔相通,以此分为鼻咽、口咽和喉咽三部分。

鼻咽部为咽的上部,相当于下鼻甲的后方,左右各有一个咽鼓管咽口,其后壁的黏膜内有丰富的淋巴组织,称咽扁桃体。口咽侧壁有腭舌弓和腭咽弓,两者之间有淋巴组织构成的腭扁桃体。喉咽部是咽的下部,位于喉口和喉的后方,较为狭窄。

3. 喉

喉属于呼吸道,也是发音器官。

(1)喉的位置:喉位于颈前部正中,上通喉咽部,下接气管。喉以软骨为支架,借关节、韧带、喉肌连结,内面衬以黏膜构成。

(2)喉软骨

1)甲状软骨:由左右两块近方形的软骨板构成。两软骨在前方愈合,连结处向前突出为喉结。甲状软骨的两下角与环状软骨构成环甲关节。

2)环状软骨:位于甲状软骨与气管之间,呈前窄后宽的指环状。两侧与甲状软骨相关节,后部上缘与杓状软骨构成关节。

3)会厌软骨:位于甲状软骨的后上方,呈树叶状,上端游离,下端借韧带连于甲状软骨的后面。

4)杓状软骨:位于环状软骨后部的上方,是一对三棱锥体形软骨,底与环状软骨上缘形成环杓关节。

(3)喉腔:中部侧壁有两对矢状位的黏膜皱襞,上方一对为前庭襞;下方一对为声襞(声带)。两室襞之间的裂隙为前庭裂,两声襞间的裂隙为声门裂。喉腔外附有喉肌,有控制声带松紧、声门大小的作用,是发音的结构基础。

4. 气管、支气管

气管由若干个“C”形软骨环作支架,借结缔组织和平滑肌连结而成,位于食管前方,下行至胸骨角平面,分支为左、右主支气管。左主支气管细而长,走行较倾斜,经左肺门入左肺;右主支气管粗而短,走行较陡直,经右肺门入右肺。

5. 肺

左右两肺位于胸腔内,纵隔两侧。纵隔是指两肺之间的所有组织与结构,在这一区域中有气管、支气管、心脏、大血管、心包、迷走神经、胸导管及食管等。

肺表面湿润光滑,质地柔软而有弹性。肺呈半圆锥体形,上端为肺尖,下端为肺底。肺尖高出锁骨内侧上方 2~3 cm。肺底贴邻膈上面。外侧面邻近胸壁又称肋面,内侧面称纵隔面;内侧面中部凹陷称肺门,内有主支气管、血管、淋巴管和神经等结构出入。

肺有 3 个缘,即前缘、后缘和下缘,后缘钝圆,前缘和下缘较锐利,左肺前缘下部有一明显的弧形凹陷,为心切迹。

每侧肺有深入肺内的裂隙,以此将肺分为肺叶。左肺被斜分为上、下两叶,右肺被斜裂和水平裂分为上、中、下三叶。

6. 胸膜及胸膜腔

(1)胸膜:胸膜是覆盖于胸壁内面、膈上面、纵隔侧面和肺表面的一层浆膜,分为脏胸膜和壁胸膜两部分。脏胸膜紧贴肺表面并深入肺内使肺分叶,壁胸膜覆于胸壁内面、膈上面、纵隔两侧及胸腔顶部。

（2）胸膜腔：脏、壁胸膜在肺根处相互移行形成密闭性潜在腔隙,称胸膜腔。左右胸膜腔互不相通,内有少量浆液,呈负压。

二、气管和肺的组织结构观察

观察标本：小动物气管壁切片（HE 染色）。

1. 气管的显微结构

低倍镜观察：由管腔面依次向外观察,可见靠近管腔呈淡紫红色部分为黏膜层,黏膜层与浅蓝色的软骨之间呈粉红色部为黏膜下层。软骨及其外围的结缔组织为外膜。

高倍镜观察

1）黏膜层：上皮为假复层纤毛柱状上皮,纤毛清晰可见,呈簇状。

2）黏膜下层：为疏松结缔组织,内有许多气管腺。开口于黏膜表面,可分泌黏液。

3）外膜：由 C 形的透明软骨和结缔组织构成,结缔组织中含血管等。软骨环缺口处的平滑肌收缩时,气管管径缩小。

2. 肺的显微结构

观察标本：兔或人肺切片（HE 染色）。

低倍镜观察：可见许多染色淡、大小不等的蜂窝状结构,即肺泡的断面。肺泡之间还可见到各级肺内支气管（小支气管、细支气管、终末细支气管、呼吸性细支气管、肺泡管等）及其伴随的血管。

高倍镜观察

1）小支气管：管腔较大,腔面衬有假复层纤毛柱状上皮。

2）细支气管：管腔小,上皮为单层纤毛柱状上皮。

3）终末细支气管：黏膜形成许多皱襞,管腔横断面呈星形。上皮为单层纤毛柱状上皮。

4）呼吸性细支气管：管壁不完整,有肺泡出现,其管壁直接与肺泡或肺泡管相连。管壁上皮为单层柱状或立方上皮。

5）肺泡管：为一弯曲、不规则的管道,由肺泡开口围成。

6）肺泡囊：为数个肺泡共同开口围成的囊腔。

7）肺泡：是不规则的球形或半球形囊泡,壁很薄,由单层扁平上皮构成,下面衬有一层基膜。扁平细胞是肺泡壁的主要成分,分泌细胞质丰富,核大、圆形。

在肺泡隔结缔组织中,可见到许多毛细血管的断面。

【问题讨论】

1. 鼻旁窦有哪几对？分别开口于何处？

2. 说明喉软骨的构成,喉腔内有什么标志？

3. 肺内支气管树在逐渐变细的过程中管壁结构有哪些变化？

4. 通过肺切片标本的观察,哪些是导管部,哪些是呼吸部？它们的结构特征是什么？

实验六 消化系统的形态结构观察

【实验目的】

1. 了解消化系统的组成,掌握胃、小肠、肝、胰等的位置、形态与结构特点,熟悉其他消化器官的位置、形态与结构。

2. 掌握消化管壁的一般组织结构,熟悉胃、小肠壁的组织结构特点,了解其他消化管壁的组织结构。

3. 掌握肝、胰的组织结构,了解唾液腺的组织结构。

【主要材料与器械】

头部正中矢状面标本或模型,人体上半身标本或模型,腹腔剖开标本或模型,盆腔正中矢状切面标本或模型,消化系统解剖模型,消化管各部及消化腺的离体解剖标本或模型,肝切片(HE 染色),胰切片(HE 染色),食管切片(HE 染色),小肠纵切片(HE 染色),胃组织结构模型,小肠组织结构模型,肝小叶组织结构模型,猪肝、胃等新鲜标本。

以上相应结构教学课件(幻灯片)和教学图片。显微镜,解剖盘,解剖镊。

【实验内容】

消化系统由消化管和消化腺两部分组成。

一、消化系统的大体解剖

1. 消化管

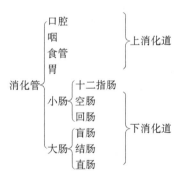

(1) 口腔:口腔是消化管的起始部,向前借口裂与外界相通,向后经咽峡与咽接续。包括以下主要结构。

1) 唇:分上唇、下唇,外面覆以皮肤,中间是肌层,内面衬有黏膜。上唇外面中线处有一纵行浅沟,称人中。外表看到的红色部分为皮肤与黏膜的移行部,含有丰富的毛细血管,呈鲜红色。

2) 颊:位于口腔两侧,由黏膜、颊部肌肉和皮肤构成,有腮腺管开口。

3) 腭:口腔的顶,分隔口腔与鼻腔。前 2/3 为硬腭(内有腭骨结构),后 1/3 为软腭(由肌肉和黏膜组成),主要有腭垂(悬雍垂)、腭舌弓、腭咽弓等结构。由腭垂、腭舌弓、腭咽弓和舌根共同组成咽峡,咽峡是口腔和咽的分界。

4) 舌:主要由肌肉构成,于口腔底部,舌面黏膜有 4 种舌乳头,即菌状乳头、叶状乳头、轮廓乳头和丝状乳头。前 3 种内有味觉感受器,称味蕾,后一种可感受触觉。

5) 牙:人一生有两套牙,即乳牙和恒牙。乳牙在人出生后 6 个月开始萌出,3 岁出齐,6 岁开始脱落并萌出恒牙。恒牙至 12～13 岁出齐,共 32 颗。牙是人体最坚硬的器官,嵌于上、下颌骨的牙槽内,每颗牙分牙冠、牙颈和牙根三部分。内有牙腔。组织结构有牙釉质、牙本质、牙骨质和牙髓。

(2) 咽:见呼吸系统解剖。

(3) 食管:为一肌性管道,长约 25 cm,上段为骨骼肌,下段为平滑肌,中段两种肌混合。食管起于咽的末端,沿脊柱前下行穿过膈肌与胃相连。食管有 3 处解剖狭窄,分别位于起始部、与主支气管交叉处和穿膈处。

(4) 胃:胃是消化管中最膨大的部分,具有容纳和消化食物的功能。胃大部分位于左季肋部,小部分位于上腹部。胃为一肌性扁囊状器官,与食管连续的入口称贲门,与十二指肠相连的出口称幽门;上缘凹向右上,称胃小弯,胃小弯最低位称角切迹,下缘凸向左前下侧,称胃大弯;胃可分为四部,即贲门部、胃底部、胃体部和幽门部。幽门部又可分为幽门窦和幽门管两部分。打开胃壁,可见胃内与胃长轴平行的多条隆起,称胃黏膜皱襞。

(5) 小肠:盘曲在腹腔中、下部,长 5～7 m,分为十二指肠、空肠和回肠三部分。

1) 十二指肠:上连胃的幽门部,下续空肠。呈"C"形包绕胰头。可分为上部、降部、下部和升部。在降部的后内侧壁的黏膜上有十二指肠大乳头,为胆总管和胰管的共同开口。

2) 空肠和回肠:借小肠系膜固定于腹后壁,空肠和回肠之间没有明显分界,空肠占小肠全长前 2/5,位于腹腔的左上部,管壁较厚,管径较大,血管分布较丰富;回肠占小肠全长后 3/5,位于腹腔的右下部,管壁薄,管径较小,血管较少。

(6) 大肠:在右下腹与回肠连续,围绕在小肠的周围,末端为肛门。长约 1.5 m,大肠较小肠粗,可分为盲肠、结肠、直肠三部。盲肠和结肠上有结肠带、结肠袋和肠脂垂 3 种特征性结构。

1) 盲肠:位于右髂窝内,其内下方附有阑尾(蚓突),一般有回肠末端突入盲肠,在开口的上、下各有一半月形皱襞,为回盲瓣。

2) 结肠:介于盲肠与直肠之间,其围绕小肠周围,呈方框形,可分为升结肠、横结肠、降结肠和乙状结肠四部分。

3) 直肠:位于盆腔内,骶、尾骨的前方,由第 3 骶椎前方起下行穿过盆腔终于肛门。

2. 消化腺

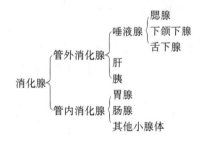

(1) 唾液腺:主要指腮腺、下颌下腺和舌下腺 3 对大腺。腮腺位于耳的前下方,腮腺管从腮腺前缘发出,开口于上颌第 2 磨牙所对颊黏膜处。下颌下腺和舌下腺分别开口于舌系带两侧的舌下阜。

（2）肝：肝是人体最大的腺体；1.2～1.5 kg，呈红褐色，质软而脆，分泌胆汁。

大部分位于右季肋区，小部分在腹上区和左季肋区。肝呈楔形，上面（膈面）凸隆与膈接触，其表面借镰状韧带分为左、右两叶，左叶窄而薄，右叶宽而厚。肝的下面（脏面）中央有一横沟为肝门（呈"H"形），有肝动脉、胆总管、门静脉和神经在此进出。肝门的右前方有胆囊，右后方有下腔静脉。

胆囊位于右季肋部，肝膈面的胆囊窝内，呈梨形，有贮存和浓缩胆汁的作用。

（3）胰腺：胰腺是一个外分泌腺（分泌胰液），起重要的消化作用，内含内分泌组织（分泌胰岛素、胰高血糖素等）的结构。

胰位于胃的后方，在第1、2腰椎高度，横位于腹后壁。胰质软而致密，分为头、体、尾三部分，胰头被十二指肠包围，胰尾伸达脾门，胰管与胆总管汇合开口于十二指肠大乳头。

二、消化系统的显微结构

观察食管、胃、小肠和结肠切片的肌层时，要注意切片是纵切还是横切。

1. 食管壁

用低倍镜观察人的食管切片（HE染色）。管壁由内向外依次可分为黏膜、黏膜下层、肌层及外膜四层。

（1）黏膜：可分三层，上皮为复层扁平上皮，固有层为结缔组织，黏膜肌层为纵行平滑肌，较厚。

（2）黏膜下层：染色较浅，为疏松结缔组织。

（3）肌层：食管的肌层很厚，大致分内环肌、外纵肌两层。观察并判断你所观察的切片食管肌层是哪种肌纤维。

（4）外膜：食管外膜为纤维膜，是一层疏松结缔组织。

在以上各处的结缔组织中都可看到血管和神经的断面。

2. 胃壁

观察标本：胃底切片（HE染色）。

（1）低倍镜观察：胃壁由内向外分为4层：黏膜层、黏膜下层、肌层和外膜。

1）黏膜层：由内向外分为3层：黏膜上皮、固有层和黏膜肌层。

黏膜上皮：为单层柱状上皮。细胞核位居基底部，顶部胞质充满黏原颗粒呈浅染的透明区，细胞间分界清楚。上皮细胞与固有层内胃腺上皮相延续。

固有层：为结缔组织，含血管、淋巴组织。被大量的胃底腺充满，胃底腺为单管状腺，腺腔小，由染成不同颜色的细胞组成。

黏膜肌层：薄，由内环外纵两层平滑肌组成。

2）黏膜下层：为疏松结缔组织，含较大的血管、淋巴管。

3）肌层：较厚，由内斜行、中环行、外纵行的三层平滑肌组成。

4）外膜：为浆膜，由疏松结缔组织和外表面的间皮构成。

（2）高倍镜观察：胃底腺的细胞主要有3种，即壁细胞、主细胞和颈黏液细胞，重点观察壁细胞和主细胞。

1）壁细胞：主要位于腺管的颈部和体部，数量较少，细胞较大，呈圆形或三角形，胞质染红色，细胞核圆形，居细胞中央。

2）主细胞：数量多，主要位于腺管的体部和底部。细胞呈柱状或锥体形。细胞核圆形，位于基底部。胞质染蓝色。

3）颈黏液细胞：数量很少，多位于腺管的颈部。细胞呈柱状或杯状。细胞核扁圆形或三角形，位于基底部。胞质充满黏原颗粒。

3．小肠

观察标本：十二指肠纵切片（HE 染色）。

肉眼观察：黏膜染紫红色，向外依次为黏膜下层、肌层和外膜。黏膜和黏膜下层向管腔内突起形成环形的皱襞。

低倍镜和高倍镜观察：十二指肠壁由内向外分 4 层：黏膜层、黏膜下层、肌层和外膜。

（1）黏膜层：分为黏膜上皮、固有层和黏膜肌层。

1）黏膜上皮：为单层柱状上皮，主要由柱状细胞构成，含少量的杯状细胞。游离面有薄层染红色线状结构的纹状缘，其他细胞在标本上不易辨认。

2）固有层：为结缔组织，含大量肠腺。固有层和黏膜上皮共同形成伸向肠腔的指状突起——绒毛。小肠腺为单管状腺，开口于相邻的绒毛之间。小肠腺底部有染色较浓成群分布的潘氏细胞，有时标本上因染色问题不易看到。

3）黏膜肌层：为内环、外纵两层平滑肌。

4）小肠绒毛：为固有层和上皮共同凸向肠腔形成的叶状结构，绒毛的中央可见管腔较大，由单层内皮构成的中央乳糜管，呈裂隙状。管周围有散在的平滑肌束和毛细血管。

（2）黏膜下层：为疏松结缔组织，有丰富的血管，在十二指肠可看到十二指肠腺，在靠近肌层处有时可以找到黏膜下神经丛。

（3）肌层：由内环行、外纵行两层平滑肌组成。两层肌肉之间的结缔组织中可以找到肌间神经丛。

（4）外膜：为纤维膜或浆膜，因取材问题，切片上一般为浆膜。

4．胰

观察标本：胰腺切片（HE 染色）。

（1）低倍镜观察：胰腺表面有薄层结缔组织被膜，被膜伸入腺体内将腺分为许多胰腺小叶，小叶间结缔组织较少，故小叶分界不明显。小叶内有许多紫红色的细胞团（浆液性腺泡）及单层立方上皮构成的管道，二者组成胰腺的外分泌部。散在于腺泡间的大小不等的浅染的细胞团，为胰腺的内分泌部，称胰岛。

（2）高倍镜观察

1）浆液性腺泡：由锥体形的浆液性细胞组成，细胞核圆形，染紫色，位于基底部。

2）导管：小叶内单层立方上皮围成的导管为小叶内导管。小叶间由单层立方上皮或单层柱状上皮围成的小管为小叶间导管。

3）胰岛：为染色浅，大小不等，形态不一的细胞团，周围有少量结缔组织与腺泡分隔。胰岛细胞多呈索状或团状排列，细胞呈圆形、椭圆形或多边形。细胞核圆形，位于细胞中央。细胞质一般染浅红色。

5．肝

观察标本：人或猪肝脏切片（HE 染色）。

（1）低倍镜观察：可见肝脏被结缔组织分隔成许多多边形的肝小叶（人的肝小叶常连成一片，分界不清），每个小叶中心有一条中央静脉。肝细胞以中央静脉为中心，排列成索状（肝细胞索）向小叶周边作放射状排列。肝细胞索有分支，互相连接成网状。从立体结构上看，肝细胞排列成不规则的板状结构，称为肝板。肝细胞索之间的不规则腔隙为肝血窦。肝血窦互相吻合并与中央静脉通连。在相邻肝小叶之间的结缔组织小区称门管区，其中可见肝门 3 种主要管道的分支与属支，即小叶间静脉、小叶间动脉和小叶间胆管。小叶间动脉管径较小，管壁较厚；小叶间静脉管径大，管腔常呈扁隙状，管壁薄；小叶间胆管多圆形，管腔较小。

（2）高倍镜观察

1）中央静脉：管壁薄且不完整，可见血窦的开口。

2）肝细胞：肝细胞大，呈多边形，细胞质染红色。细胞核圆形，位于细胞中央，染色浅，可见核仁，有的细胞可有两个核。

3）肝血窦：肝血窦的腔较大且不规则，内有血细胞，窦壁由内皮细胞组成。切片见内皮细胞多为梭形，核扁圆形。在血窦腔内，除染红色的血细胞外，还可见一种体积较大、形态不规则、核卵圆形、胞质染色较红的细胞，称为肝巨噬细胞。

4）小叶间胆管：管壁由单层立方上皮或单层柱状上皮组成。

【问题讨论】

1. 上腹部各器官的位置与比邻关系如何？

2. 比较食管、胃、小肠及大肠的结构特点，这些特点与其功能有何联系？

3. 试总结肝内血液循环路径和胆汁排出路径。

实验七　泌尿系统的形态结构观察

【实验目的】

1. 了解泌尿系统的组成与功能，掌握肾的位置、形态和解剖学结构，熟悉输尿管、膀胱的位置与形态。

2. 掌握肾的组织结构，了解膀胱的组织学结构。

【主要材料与器械】

腹腔后壁器官解剖模型，泌尿系统解剖模型，男、女性盆腔正中矢状切标本或模型，显示膀胱三角和男性尿道前列腺部后壁的标本，肾的解剖浸制标本，肾的解剖模型，新鲜猪肾，肾切片（HE 染色）。

以上相应器官和结构教学课件（幻灯片）和教学图片。显微镜，解剖器械一套，解剖盘。

【实验内容】

一、肾

1. 肾的位置、外形与被膜

（1）位置：肾位于腹腔后上部，于脊柱两旁呈"八"字形排列，紧贴腹后壁，左肾上端平第 11 胸椎体下半，下端平第 2 腰椎体下缘；右肾比左肾低半个椎体高度。

肾的邻位器官：右肾上部接触肝，下部接触结肠右曲，近内侧缘处接触十二指肠降部，上端近内缘处接右肾上腺。左肾上部接触胃，中部接触胰，下部接触空肠，外侧缘上半接触脾，下半接触结肠左曲，上端近内缘处接触左肾上腺。

（2）外形：肾似蚕豆形，表面光滑，红褐色，内侧面中部凹陷，为肾门，为肾动脉、肾静脉、淋巴管、神经和肾盂等出入处，肾门向肾内凹陷形成一腔，为肾窦。

（3）被膜：肾表面有一层紧贴肾表面的半透明坚韧薄膜，用手术刀在肾表面划破就可从肾表面剥下来，这是肾纤维囊。肾被膜有固定和保护肾的作用。

2. 肾的解剖学结构

在肾的冠状切面上可见肾中央近肾门处为肾窦，内有肾的血管、脂肪组织和肾盏、肾盂等，肾盏与肾盂均为膜性管道。

肾实质深层有一个扇形的结构，颜色较淡，为肾锥体，肾锥体上有明显的放射状条纹并延伸到皮质，为髓放线。肾锥体的尖端朝向肾窦，表面光滑，为肾乳头。肾乳头外套绕着膜性小管，为肾小盏，2～3个肾小盏汇合成一个较大的膜性管，为肾大盏，所有的肾大盏（2～4个）汇合成一个扁平的漏斗状的囊，即肾盂。肾盂出肾门在近肾下端处移行为输尿管。

肾实质浅层呈红褐色，有细密的小红点（肾小体），部分肾皮质伸入到肾锥体之间，为肾柱。

3. 肾的显微结构

取肾切片，先用低倍镜观察，再用高倍镜观察。

在低倍镜下，可以看到肾皮质有许多红色圆球形的肾小体，以及很多近曲小管和远曲小管的各种切面；髓放线为许多直行的小管，是髓襻的粗、细段和集合管。在高倍镜下，可见肾小体的肾小球、肾小囊的壁层和囊腔。肾小球为盘曲的毛细血管网。肾小囊的脏层细胞与毛细血管内皮细胞不易区分；壁层为单层扁平上皮；脏、壁层间的狭窄腔隙为囊腔。近曲小管在肾小体周围，管腔小、不规则，管壁上皮细胞大、呈锥形，染色浓，边界不清。远曲小管管腔大，细胞较小、排列紧密，呈立方形，染色淡，边界相对清晰。在肾小体血管极处的远曲小管的近肾小体一侧的上皮细胞高而窄，且界限不清，只能看到细胞核明显多而拥挤的部分，为致密斑。

肾髓质可见到各种切面的小管，主要是集合管和髓襻细段。近皮质处，还可看到近曲小管和远曲小管。

二、输尿管

输尿管为细长的肌性管道，左、右各一，长25～30 cm，上接肾盂，下通膀胱。

三、膀胱

膀胱为锥体形囊状肌性器官，位于盆腔的前方。空虚时呈锥体形，充满尿液时变为卵圆形，且顶部高出耻骨上缘，成年人膀胱可贮尿350～500 ml。膀胱底部有一个三角区，称为膀胱三角。三角的尖向前下方，尿道内口开口于此。膀胱三角的两侧后两角是输尿管开口的地方。

四、尿道

女性尿道短、直、宽,长约 5 cm,有尿道内口和外口,外口开口于阴道口上方。男性尿道细长,兼有排精作用。

【问题讨论】

1. 试述肾的形态和位置。在肾的冠状切面上可见到哪些结构?

2. 为什么肾脏髓质比皮质颜色深?

3. 详细阐述尿液产生和排除的途径。

实验八　内分泌与生殖系统的形态结构观察

【实验目的】

1. 观察甲状腺、肾上腺、脑垂体的位置、形态和组织结构。

2. 掌握男性、女性生殖系统的组成,熟悉主要器官睾丸、卵巢、子宫、输卵管的位置、形态和结构。

3. 了解生殖系统其他器官的形态、结构等。

【主要材料与器械】

头颈部解剖标本(显露甲状腺),腹后壁器官解剖标本(显露肾上腺),人脑标本或模型(示垂体),大型动脉甲状腺新鲜标本。男性泌尿生殖系统标本与模型(睾丸、附睾、输精管、前列腺),女性盆腔正中矢状断面标本与模型,女性生殖系统器官标本与模型(卵巢、输卵管、子宫和阴道),男性盆腔正中矢状断面标本与模型。

内分泌系统、生殖系统解剖学、组织学教学课件和教学图片。组织镊,显微镜。

【实验内容】

一、内分泌腺

1. 甲状腺

甲状腺位于颈前部喉和气管的前面与两侧,上端达甲状软骨中部,下端抵第 6 气管环。甲状腺呈“H”形,棕红色,由两个侧叶和中间一个峡部组成。侧叶贴在喉和气管侧面。峡部连接两侧叶,位于第 2~4 气管环之间。大部分人在峡部还有一向上伸出的锥体叶。

2. 甲状旁腺

甲状旁腺为扁椭圆形小体,呈棕黄色,大小似黄豆,通常贴附于甲状腺左、右叶的后面,上、下各一对。有些人的甲状旁腺会埋入甲状腺的实质内。

3. 肾上腺

肾上腺位于肾的内上方,贴于肾的上端,左、右各一个。金黄色,右侧呈三角形,左侧呈半月形。外面包以结缔组织被膜。

4. 脑垂体

垂体位于蝶骨的垂体窝内,呈椭圆形,外包硬脑膜。它上借漏斗连于下丘脑,前上方与视交叉相邻。成人垂体重 0.5~0.6 g,垂体大体可分为前部的腺垂体和后部的神经垂体。

二、生殖系统

1. 男性生殖器官

男性和女性生殖系统结构完全不同,但均可分为内生殖器和外生殖器两部分。内生殖器位于体内,外生殖器露于体表。生殖系统主要功能是产生生殖细胞和分泌性激素等功能。男性生殖系统组成简表如下:

$$男性生殖系统 \begin{cases} 内生殖器 \begin{cases} 生殖腺:睾丸 \\ 输精管道:附睾、输精管、射精管、尿道 \\ 附属腺:精囊腺、前列腺、尿道球腺 \end{cases} \\ 外生殖器:阴囊、阴茎 \end{cases}$$

(1)睾丸:男性生殖腺,可产生精子,分泌雄性激素。睾丸位于耻骨联合前下方阴囊内,左、右各一,呈略扁的椭圆形,后上缘与附睾相邻。阴囊内表面与睾丸表面被覆的一层浆膜称睾丸鞘膜。阴囊内表面者称为壁层,睾丸表面者称为脏层,两层形成密闭的潜在腔隙,称鞘膜腔,腔内有少量浆液,起润滑作用。脏层鞘膜内有一层致密结缔组织膜,称白膜,白膜在睾丸后缘增厚并在此放射状伸入睾丸实质,将实质分为若干睾丸小叶。小叶内的主要结构是精曲小管。

(2)附睾:位于睾丸的上后端,呈新月形,上部膨大,称附睾头,由数条睾丸输出小管弯曲盘绕而成,而后向下汇合成附睾管。附睾下部狭细,末端称尾,头尾之间为体,附睾尾末端管道转向上,延续为输精管。

(3)输精管与射精管:输精管从附睾尾起向上行加入精索,随精索进入腹股沟管,出腹股沟管后沿盆侧壁后行至膀胱底两侧,末段膨大,为输精管壶腹,其末端变细,与精囊腺排泄管汇合成细的射精管,穿过前列腺,开口于尿道前列腺部。

(4)精囊腺、前列腺及尿道球腺:三者共同称为附属性腺。

精囊腺:位于膀胱底的后方,射精管壶腹前外侧,左、右各一,形态长椭圆形,内有许多囊状结构,下端变细,与输精管汇合。

前列腺:位于膀胱下部,栗子状,中央有尿道穿过,后部有射精管穿过,前列腺排泄管开口于尿道。

尿道球腺:位于尿道生殖膈内,尿道膜部两侧,豌豆大,球形。

(5)阴茎:阴茎悬垂于耻骨联合前下方,分根、体和头三部,外部被覆筋膜和皮肤。阴茎背侧面有2条圆柱形海绵体,称阴茎海绵体。阴茎腹侧面有一条尿道海绵体,内有尿道贯穿全长。阴茎前端由双层皮肤包绕,称包皮。

(6)男性尿道:男性尿道既是排尿的管道,也是排精的通道。起于尿道内口,止于阴茎末端的尿道外口,分前列腺部、膜部和海绵体部三部分,膜部有尿道外括约肌。

2. 女性生殖器官

$$女性生殖系统 \begin{cases} 内生殖器 \begin{cases} 生殖腺:卵巢 \\ 生殖管道:输卵管、子宫、阴道 \\ 附属腺:前庭大腺 \end{cases} \\ 外生殖器:女阴 \end{cases}$$

（1）卵巢：为一对扁椭圆形的器官，呈灰白色，上端有卵巢悬韧带连于盆腔上缘，前缘有子宫阔韧带连于子宫与盆壁。

（2）输卵管：位于子宫两侧，输卵管是一对细而长喇叭形弯曲的肌性管道，近端与子宫两角相连，并开口于子宫腔内；远端游离，开口向着腹腔，接近卵巢，全长 8～14 cm。子宫由内向外分为四部：子宫部，位于子宫壁内；输卵管峡部，为细而短的一段；输卵管壶腹部，是管径粗而较弯曲的部分；最外端呈漏斗状，是输卵管漏斗部，其周缘不齐，有许多指状突起，称输卵管伞。

（3）子宫：位于盆腔中央，前邻膀胱，后邻直肠，下接阴道。成人子宫呈前后稍扁的倒置梨形，呈前倾前屈位。子宫上端宽大为子宫底，底的两侧为子宫角，接输卵管，下部缩细为子宫颈，子宫颈的下 1/3 伸入阴道内，底与颈之间的部分为子宫体。

（4）阴道：前邻膀胱和尿道，后贴直肠。外口（阴道口）开口于阴道前庭。

（5）女性外生殖器官：包括阴阜、大阴唇、小阴唇、阴蒂、阴道前庭等结构。

【问题讨论】

1. 内分泌系统是一个什么样的系统？包括哪几部分？主要功能是什么？内分泌系统主要包括哪些器官？

2. 试总结精液的来源与排出途径。

3. 女性内生殖器官是如何连通的？输卵管全长可分为几部？

第四章　生理学实验

实验一　蛙类坐骨神经-腓肠肌标本的制备

【实验目的】

1. 学习并掌握蛙类坐骨神经-腓肠肌标本的制备方法。
2. 学习蛙类双毁髓方法。

【实验原理】

两栖类蟾蜍属变温动物,但其一些基本生理功能与温血动物没有明显的区别,其离体在常温下可较长时间保持其正常的生理特性,另外两栖类动物较易获取且个体适中,因此常用两栖类动物离体神经、肌肉标本做生理学实验。近来野生蛙(蟾蜍)越来越少,可用人工养殖的牛蛙代替,效果很好。

【主要材料与器械】

蟾蜍或蛙,常用蛙类手术器械(手术剪、手术镊、眼科剪、眼科镊、粗剪刀、毁髓针、玻璃解剖针、固定针),蛙板,玻璃板,锌铜弓,小烧杯,滴管,纱布,细棉线,任氏液。

【实验内容】

1. 破坏脑脊髓

取蟾蜍一只,用自来水冲洗干净。左手握住蟾蜍,用食指压住头部前端使头前俯,右手持毁髓针从枕骨大孔后方垂直刺入 2 mm(有落空感),然后向前刺入颅腔,左右搅动捣毁脑组织,然后将毁髓针退到枕骨大孔,不拔出而是将其尖转向后插入椎管中捣毁脊髓,插入椎管时,蟾蜍后肢立即失去紧张性,多数情况出现尿失禁(图 4-1)。若脑脊髓破坏完

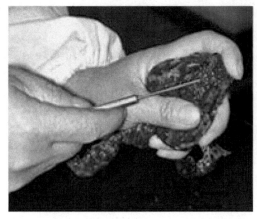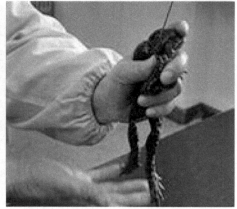

图 4-1　蟾蜍双毁髓

全,可见蟾蜍四肢松软,表示脑脊髓已经完全被破坏,如果刺入时感觉阻力较大,并没有脊柱与后肢挺直的现象,表示毁髓针没有进入椎管,应按上法再进行捣毁。

2. 剪除上肢和内脏

用粗剪刀在骶髂关节上方 0.5~1.0 cm 处剪断脊柱。用镊子夹住后端脊柱,以剪刀沿脊柱两侧剪除所有内脏及头胸部,留下后肢、骶骨、后端脊柱及紧贴于脊柱两侧的坐骨神经(图 4-2a)。

3. 剥皮

左手用镊子或直接用手捏住脊柱断端(注意不要压迫神经),右手捏住断端边缘皮肤,向下剥去全部后肢皮肤(图 4-2b),将标本置于盛有任氏液的培养皿中。将手和用过的器械洗净后再进行以下步骤。

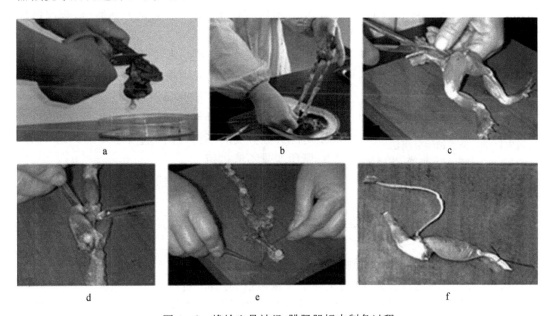

图 4-2　蟾蜍坐骨神经-腓肠肌标本制备过程

4. 分离两后肢

左手托起去皮的标本,右手用粗剪刀直接剪开耻骨联合(切勿剪断坐骨神经),随后剪开两后肢相连的肌肉组织,并纵向剪开脊柱(尾杆骨留在一侧),使两后肢完全分离(图 4-2c),分开后的两标本一个继续做实验,另一个放入任氏液中备用。

5. 分离坐骨神经和腓肠肌

1) 取一侧后肢的脊柱端腹面向上,趾端向外侧翻转,使其足底朝上,用固定针将标本固定在玻璃板下面的蛙板上。用玻璃解剖针沿脊神经向后分离坐骨神经。参照图 4-3所示,辨认蟾蜍大腿的三头肌、二头肌和半膜肌,以及小腿的腓肠肌。

2) 用玻璃分针和镊子仔细把二头肌和半膜肌分开,便可看到一条粗大的神经,即坐骨神经(图 4-2d)。用玻璃分针把神经挑起,剪去通往大腿肌肉的神经分支,顺着神经走行方向,转向腹腔面沿脊柱逐渐把神经主干全部分出,直到所连的椎骨为止。用粗剪刀剪除多余的肌肉和脊椎骨,仅留下与坐骨神经相连的一小块脊椎骨,用镊子夹住这块脊椎骨,轻轻提起坐骨神经,用手术剪剪去残余的分支,并将坐骨神经一直分离到膝关节附近

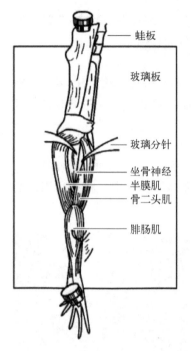

蛙板

玻璃板

玻璃分针

坐骨神经
半膜肌
骨二头肌

腓肠肌

图 4 - 3　坐骨神经分离法
（引自艾洪滨，2013）

（图 4 - 2e）。

　　3）分离腓肠肌的跟腱，用线结扎跟腱，在结扎处以下将跟腱剪断。持线提起腓肠肌，用粗剪刀剪去小腿骨及其上的肌肉，再将大腿肌肉剪去，只留长 1～2 cm 的股骨，并将其上肌肉刮干净，以便在肌动器上固定此标本（图 4 - 2f）。

　　4）检验标本：用经任氏液润湿的锌铜弓迅速接触标本的坐骨神经起始端，如腓肠肌发生明显的收缩，表示性能良好，即可放入盛有任氏液的培养皿中备用。

【注意事项】

　　1. 标本制作过程中，要尽量避免金属器械、腹腔液体等接触坐骨神经。

　　2. 标本制作过程中，要经常用任氏液润湿标本，防止干燥。标本必须放在任氏液中浸泡数分钟后再开始实验。

　　3. 不能夹捏和过度牵拉神经。

　　4. 不能误剪坐骨神经到腓肠肌前后的两条分支。

　　5. 剪除神经分支时不得损伤其主干。

　　6. 所留股骨不能过短。

　　7. 避免蟾蜍毒液及其他污物等污染坐骨神经标本。

【探究启导】

　　防止坐骨神经损伤与污染是本实验的关键，试设计更科学的方法来改进这个实验。

【问题讨论】

　　1. 如何保持坐骨神经-腓肠肌标本的机能正常？

　　2. 一个完整的坐骨神经-腓肠肌标本应该包括哪几部分？

　　3. 制备坐骨神经-腓肠肌标为什么需要对动物先施行双毁髓术？怎样判断双毁髓是否彻底？

实验二　神经干动作电位的记录、传导速度与不应期的测定

【实验目的】

　　1. 学习神经干复合动作电位的引导方法，观察神经干复合动作电位的基本波形并掌握其产生的原理。

　　2. 学习测定神经干不应期的基本方法并掌握其原理。

　　3. 学习测定神经干兴奋传导速度的基本方法并掌握其原理。

【实验原理】

　　神经干受到有效刺激后可产生动作电位，标志着神经兴奋。将两个引导电极分别置于正常完整的神经干表面，可引导出两个方向相反的电位偏转，称为双相动作电位。如将两引导电极之间的神经麻醉或损伤，则可引导出只有一个方向的电位偏转，称为单相动作

电位。每根神经纤维都按"全或无"定律参与反应,但坐骨神经干是由很多不同类型的神经纤维组成的,所以,神经干的动作电位是复合动作电位。复合动作电位的幅值在一定刺激强度下是随刺激强度的变化而变化的。

可兴奋组织如神经纤维在受刺激而兴奋时,细胞膜电位将发生一系列短暂的变化。可兴奋组织在一次兴奋之后,其兴奋性要经历一个规律的时相变化,依次是绝对不应期、相对不应期、超常期和低常期,然后才恢复到正常的兴奋性水平。为了测定坐骨神经在一次兴奋后兴奋性的周期性变化,可采用双脉冲刺激法。即先给予一个一定强度的"条件刺激",使神经产生兴奋,然后按不同的时间间隔再给予一个"测试刺激",观察测试刺激是否引起动作电位及动作电位幅值的大小,以此来反应神经兴奋性的变化,测出绝对不应期和相对不应期。

动作电位在神经纤维上的传导有一定的速度,不同的神经纤维传导速度不同。神经纤维越粗,传导速度越快。蛙类坐骨神经干以 Aα 类纤维为主,传导速度为 20～30 m/s。测定动作电位在神经干上传导的距离(s)与通过这些距离所需的时间(t),即可根据 $v = s/t$ 求出动作电位的传导速度。

【主要材料与器械】

蟾蜍或蛙,常用蛙类手术器械(手术剪、手术镊、眼科剪、眼科镊、粗剪刀、毁髓针、固定针、玻璃分针),蛙板,玻璃板,锌铜弓,小烧杯,滴管,纱布,线团,神经屏蔽盒,BL-420F 生物机能实验系统,刺激电极,引导电极,任氏液。

【实验内容】

1. 制备坐骨神经干标本

标本制备方法与坐骨神经腓肠肌标本的制备方法大体相同,但无需保留股骨和腓肠肌。神经干尽可能分离得长一些。要求上自脊髓附近的主干,下沿腓总神经或胫神经一直分离至踝关节附近。将制备好的标本浸于任氏液中数分钟,待其兴奋性稳定后开始实验。

2. 仪器与标本的连接

按图 4-4 所示用导线连接实验仪器。在 BL-420F 系统刺激输出端口上连接一对刺激电极,刺激电极的正极连接神经干标本盒的 S1,负极连接 S2。将引导电极的正负极与标本盒上的 R1、R2 相连,黑色夹子接标本盒上的地线;引导电极的另一端与实验系统的通道 1 相连。

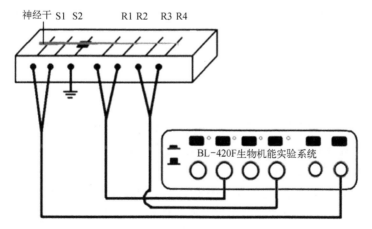

图 4-4 神经干动作电位引导实验装置与连接示意图

屏蔽盒上的所有电极用浸有任氏液的棉球擦拭后将神经干标本搭在屏蔽盒电极上，放置方向是中枢端接触刺激电极，外周端接触引导电极，用滤纸片吸去标本上过多的任氏液。注意：屏蔽盒内应放置一小片湿棉球，防止神经干燥。

　　3. 生物机能实验系统的操作

　　开机，进入生物机能实验系统，选择"实验项目"→"肌肉神经实验"→"神经干动作电位的引导"，设置实验参数：G 为 200～500；T 为 0.01 s；F 为 1 kHz；刺激强度为 0.5 V。

　　4. 实验观察与记录

　　（1）神经干兴奋阈值的测定：调节刺激强度，从 0.1 V 开始，逐渐增大刺激强度，观察所记录的曲线变化情况，当刚刚出现动作电位时的刺激强度即为蛙坐骨神经干的兴奋阈值。注意在图像上区分刺激伪迹与真正的动作电位。

　　（2）刺激强度与动作电位波幅关系的观察：在兴奋阈值的基础上逐步增加刺激强度，并分别记录动作电位幅度的变化（图 4-5），并在每种刺激强度引起的兴奋波形上添加特殊实验标记，当动作电位不再变化时停止实验。观察刺激强度与动作电位幅度的关系。

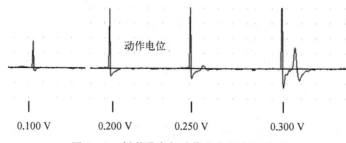

图 4-5　刺激强度与动作电位幅度的关系

　　（3）双向动作电位的观察：将记录电极导线连到距刺激电极最远的记录电极上，给予适当强度的阈上刺激，观察动作电位的波形，可能观察到动作电位有 3 个波形（图 4-6），分析产生 3 个波形的机制。

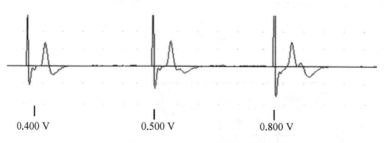

图 4-6　动作电位的分离

　　（4）单向动作电位观察：在两个引导电极之间用镊子损伤神经干标本，再加以一个高于兴奋阈值的刺激，即可使原来的双相动作电位的下相消失，变为单相（图 4-7）。注意观察动作电位的图形有什么变化。

　　（5）神经干传导速度的测定：换一根坐骨神经干放入标本盒，将通道 2 的引导电极连接在标本盒的 R3 和 R4，选择"实验项目"→"肌肉神经实验"→"传导速度的测定"，并在弹出的对话框中输入 R3 和 R4 两电极之间的距离。

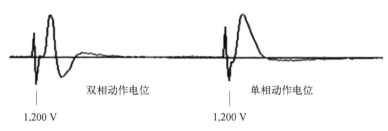

双相动作电位　　　　　　　　单相动作电位

1.200 V　　　　　　　　　　　　1.200 V

图 4-7　单相动作电位与双相动作电位

1）点击刺激按钮,可在通道 1、通道 2 显示区里分别记录到一个双向的动作电位;点击专用数据显示区按钮,可显示系统自动计算出的传导速度。

2）将神经干标本置于 4℃任氏液中浸泡 5 min 后,再测定神经冲动的传导速度。

（6）不应期的测定:换一根坐骨神经干放入标本盒,按着步骤 2 连接仪器装置,选择"实验项目"→"肌肉神经实验"→"不应期的测定"。

1）找到最大刺激强度:用镊子夹伤 R1、R2 两极间的神经,以单相动作电位为观察指标,找出最大刺激强度。

2）维持最大的刺激强度,开始时条件刺激和检测刺激的时间间隔设置为 20 ms 左右,可以观察到两个刺激所引起的完全一样的动作电位(图 4-8a)。

3）缩短两个刺激的时间间隔(在 BL-420F 生物机能实验系统中可选择程序控制,无需人为设定),当第 2 个动作电位的幅度开始降低时,就是相对不应期的终点(图 4-8b)。

4）随着两个刺激的时间间隔继续缩短,第 2 个动作电位的幅度进一步降低(图 4-8c,d),最后第 2 个动作电位完全消失(图 4-8e),这是相对不应期的起点,也是绝对不应期的终点。

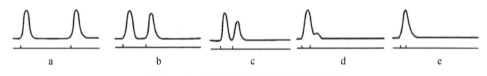

a　　　　　　b　　　　　　c　　　　　　d　　　　　　e

图 4-8　神经干兴奋后兴奋性的变化

【注意事项】

1. 两对引导电极间的距离应尽可能长,因若距离太近,其间神经干电阻太小,甚至可导致两电极间近于短路,损伤仪器。因此,选择体型较大的蟾蜍,这样神经干标本才能长些。

2. 神经干分离过程中尽可能避免机械损伤或被污染,以保持其生理完整性。

3. 实验过程中经常滴加任氏液湿润,防止标本干燥,但要用滤纸片吸去神经干上过多的任氏液。

4. 神经干不能与神经标本盒壁接触,也不要把神经干两端折叠放在电极上,神经屏蔽盒的每对电极间和每对引导电极间不能有液滴,以免影响动作电位的波形。

5. 将神经干标本从 4℃任氏液中取出后,应尽可能快地测定传导速度,以免时间太久标本恢复室温从而影响实验结果。

6. 在选择程序控制两刺激的时间间隔时,设定每次的减少幅度在系统允许的范围内尽可能小。

【探究启导】

每条神经纤维动作电位的幅度决定于细胞内外 K^+、Na^+ 浓度差,如果使用降低 Na^+ 浓度的任氏液浸泡神经干后,是否会引起神经干综合动作电位的变化? 试设计实验证明。

【问题讨论】

1. 在观察双相动作电位和测量神经纤维兴奋传导速度时为什么要将记录电极远离刺激电极?

2. 为什么神经干动作电位波幅在一定范围内会随着刺激强度的增加而增加?

3. 为什么用蛙类坐骨神经做这个实验,而不用哺乳动物的坐骨神经?

4. 如果将神经干标本的中枢端置于记录电极一侧,而将神经干末梢端置于刺激电极上,从中枢端能引导出动作电位吗?

5. 如果将两个引导电极的距离拉大,双相动作电位的图形将发生什么样的变化?

实验三　电刺激与骨骼肌收缩反应的关系

【实验目的】

1. 观察不同频率的阈上刺激对骨骼肌收缩形式的影响。

2. 观察电刺激强度与肌肉收缩反应的关系。

3. 理解阈刺激、阈上刺激的概念。

4. 学习肌肉收缩记录方法。

【实验原理】

腓肠肌由许多肌纤维组成,当刺激支配腓肠肌的坐骨神经时,不同的刺激强度会引起肌肉不同的反应。刺激强度过小,不引起肌肉收缩反应,而刚能引起肌肉收缩的刺激强度称为阈强度。随着刺激强度加大,参加收缩的肌纤维增多,收缩力增大。当全部肌纤维同时收缩时,此时,肌肉做最大的收缩,即使再增加刺激强度,肌肉收缩也不会继续增大。

多个同等强度的阈上刺激,相继作用于神经-肌肉标本,如果刺激刺激间隔大于单收缩的时程,肌肉收缩则表现为多个分离的单收缩曲线,如果刺激间隔小于单收缩的时程,则肌肉连续多个收缩的曲线则会融合,此为复合收缩(强直收缩)。当后一收缩波发生在前一收缩波的舒张期,肌肉的收缩形式称不完全强直收缩;当后一收缩波发生在前一收缩的收缩期,肌肉的收缩形式称完全强直收缩。

【主要材料与器械】

青蛙或蟾蜍,常用手术器械一套,BL－420F 生物机能实验系统,张力换能器,滴管,培养皿,万能支架,双凹螺旋夹,保护电极,肌槽,蛙板,铜锌弓,污物缸,棉线,纱布,任氏液,毁髓针,玻璃分针。

【实验方法】

1. 制备蟾蜍的坐骨神经-腓肠肌标本

见本章实验一。

2. 连接仪器装置

将蛙肌槽及张力换能器用双凹夹固定于支架上;将标本的股骨部分插入肌槽的固定孔内,拧紧固定螺丝,将肌腱上的结扎线与张力换能器相连,调节好扎线的张力,不可过松或过紧,以使肌肉自然拉伸(保证肌肉一旦收缩,即可牵动张力换能器的应变量)。张力换能器的输出端插入 BL-420F 生物机能实验系统的通道 1,标本的坐骨神经轻轻平搭在肌槽的刺激电极上,肌槽的刺激电极与 BL-420F 生物机能实验系统的刺激器输出相连。如图 4-9 所示。

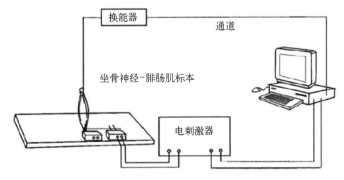

图 4-9　蛙类腓肠肌收缩记录装置

3. 刺激强度与反应的关系

开机进入 BL-420F 生物机能实验系统,选择"实验项目"→"肌肉神经实验"→"刺激强度与反应的关系",点击刺激按钮开始实验,记录肌肉的收缩曲线。刚能引起腓肠肌收缩的刺激强度为阈强度(阈值),随着刺激强度的增大,可记录到收缩曲线逐步增高的曲线图,直到最后收缩曲线的幅度不再随刺激强度的升高而升高。记录 3~4 次同等高度的收缩曲线和刺激强度。如图 4-10 所示。

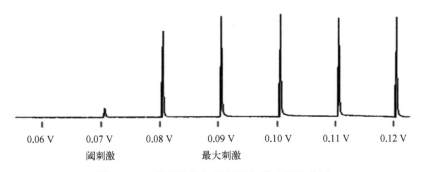

图 4-10　刺激强度与腓肠肌收缩之间的关系

4. 刺激频率与反应的关系

选择"实验项目"→"肌肉神经实验"→"刺激频率与反应的关系",可观察到单收缩、不完全强直收缩与完全强直收缩。如图 4-11 所示。

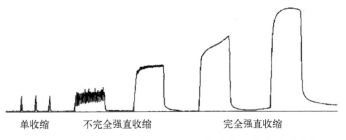

图 4-11　肌肉的单收缩、不完全强直收缩与完全强直收缩

5. 记录

将记录曲线存盘,根据需要进行剪辑和编辑,最后导出另存为或输出打印。

【注意事项】

1. 经常给标本滴加任氏液,防止标本干燥。

2. 神经干不能与神经标本盒壁接触,也不要把神经干两端折叠放在电极上,以免影响动作电位的波形。

3. 连续刺激时,每次刺激持续时间要保持一致,不得超过 3～4 s,每次刺激后要让标本休息 30 s 以上。

4. 若刺激神经引起的肌肉收缩不稳定,可改为直接刺激肌肉。

【探究启导】

1. 潜伏期是神经纤维兴奋与传导、神经-肌肉接头兴奋传递、肌纤维兴奋过程所用时间的总和,本章实验二已经测定了神经的传导速度,你能否在本章实验二和本实验的基础上设计实验证明神经-肌肉接头兴奋传递所用时间?

2. 在体标本可以维持肌肉内的血液循环,对保持肌肉的功能有一定的作用,利用此方法能否设计一个实验观察哺乳动物肌肉收缩?

【问题讨论】

1. 在刺激强度不变的情况下,单收缩与复合收缩的波幅为何不同?

2. 肌肉收缩张力曲线融合时,神经干的动作电位是否也发生融合? 为什么?

3. 从波形上看单收缩的舒张期比收缩期要长,你能否从兴奋-收缩偶联机制上设想此现象的可能原因?

4. 在连续刺激时为什么每次刺激不得持续时间过长? 刺激强度也不能过大?

实验四　反射时的测定、反射弧的分析

【实验目的】

1. 学习测定反射时的方法。

2. 通过实验证明反射弧的组成,探讨反射弧的完整性与反射活动的关系。

【实验原理】

从皮肤接受刺激至机体出现反应的时间为反射时。反射时是兴奋通过反射弧所用的时间,完整的反射弧则是反射的结构基础。典型的反射弧包括感受器、传入神经、神经中枢、传出神经和效应器五部分。反射弧的任何一部分缺损或功能障碍,反射活动都不能实现。由于脊髓是中枢神经系统的低级部位,机能比较简单,便于观察,又由于蛙类脊休克时间比较短,所以多选用脊蛙(或蟾蜍)为实验对象,以肌肉收缩所引起的屈反射作为观察脊动物反射活动的指标。

普鲁卡因、可卡因、酒精等可以影响 Na^+ 通道,阻断神经冲动,产生传导阻滞。其作用与神经纤维的粗细有关。细神经纤维先被麻醉,粗神经纤维后被麻醉。皮肤的痛觉传入纤维较细,骨骼肌的运动纤维较粗。

【主要材料与器械】

蟾蜍或蛙,常规手术器械一套,毁髓针,铁支架及直棒,蛙嘴夹,大头针,浸蜡纸片,滤纸片,纱布,蛙板,培养皿,烧杯,0.2%、0.5%及1%硫酸,2%普鲁卡因。

【实验方法】

1. 制备脊动物

用毁髓针捣毁脑,保留脊髓。

2. 暴露坐骨神经

毁脑(保留脊髓)后,俯卧位固定于蛙板上。剪开右侧股部皮肤。用玻璃分针分离肌肉和结缔组织,暴露坐骨神经,在神经下穿一丝线(要预先用任氏液浸湿)备用。用蛙嘴夹夹住蟾蜍下颌(或用大头针钩住动物的下颌),悬挂在铁支架上。将烧杯盛满清水。

3. 反射时的测定

1) 用培养皿盛0.2%硫酸,将蟾蜍右后肢中趾趾端浸入硫酸2～3 mm(图4-12)(浸入时间最长不超过10 s)。立即记下时间(以秒计算)。当出现屈反射时,则停止计时,此为屈反射时。立即用清水冲洗受刺激的皮肤并用纱布擦干(注意:不能让清水浸泡到分离出的坐骨神经)。重复测定屈反射时3次,求出均值作为右后肢最长趾的反射时。用同样的方法测定左后肢最长趾的反射时。

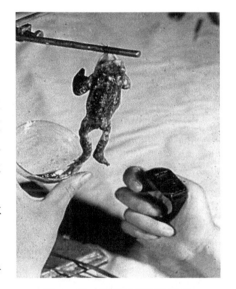

图4-12 脊髓反射实验装置

2) 停3 min后用0.5%硫酸刺激左后肢中趾趾端,观察左后肢屈反射,同时观察右后肢的伸反射。

3) 停3 min后用1%的硫酸重复步骤(2)。

4) 比较上述3种浓度的硫酸刺激所引起的后肢屈反射的反射时的差别。

4. 反射弧的分析

1) 用0.5%硫酸刺激蟾蜍两后肢的中趾趾尖,检查两后肢均可出现屈反射。然后立即将两脚趾冲洗干净,并用洁净纱布擦拭干净。

2) 将右后肢中趾基部的皮肤做环形切口,并用带齿镊将中趾的皮肤撕除干净,然后再用0.5%硫酸刺激该中趾趾尖,观察是否还出现屈反射?若不再出现屈反射,洗净脚趾进行以下实验。若仍出现屈反射,请检查脚趾皮肤是否彻底除净?当脚趾皮肤撕净后再用0.5%硫酸刺激至不再引起屈反射。

3) 轻轻提起穿过左后肢坐骨神经的丝线,将坐骨神经提起,用一小细棉条包在坐骨神经上,用注射器向坐骨神经附近的棉线上滴加一滴麻醉剂(2%的普鲁卡因),从开始滴加药物的时刻开始计时,并用1%硫酸溶液刺激右后肢最长趾,记下屈反射刚刚消失所经历的时间,记为t_1。此时,传入神经已被麻醉。

屈反射消失后,立即取一蘸有1%硫酸溶液的滤纸片,贴于蟾蜍右侧背部或腹部的皮肤上,反复刺激(时间间隔无严格规定,可几十秒刺激一次),直至无擦或抓发射,记录所经历的时间,记为t_2。此时,传出神经已被麻醉。

4) 用毁髓针捣毁脊髓,重复以上各种刺激观察是否有反射发生。

【实验结果记录】

1. 反射时的测定

表 4-1　反射时的测定

	0.2% H_2SO_4 溶液		0.5% H_2SO_4 溶液		1% H_2SO_4 溶液	
	测量值/s	平均值/s	测量值/s	平均值/s	测量值/s	平均值/s
左后肢						
右后肢						

2. 反射弧的分析

表 4-2　反射弧的分析

操　作	刺　激	现　象	解　释
剥净左后肢脚上的皮肤	用 0.5% 硫酸溶液刺激左后肢去皮最长趾		
	用 0.5% 硫酸溶液刺激右后肢最长趾		
2% 普鲁卡因麻醉右侧坐骨神经	用 1% 硫酸溶液刺激右后肢最长趾		
	将蘸有 1% 硫酸溶液的滤纸片贴于蟾蜍右侧背部或腹部的皮肤上		
破坏脊髓	毁髓前,将一蘸有 1% 硫酸溶液的滤纸片贴在蟾蜍左侧背部或腹部的皮肤上		
	毁髓后,将一蘸有 1% 硫酸溶液的滤纸片贴在蟾蜍左侧背部或腹部的皮肤上		

【注意事项】

1. 使用硫酸时防止滴溅到皮肤、衣服或实验台上。

2. 捣毁脑组织时不能损伤脊髓。彻底捣毁脑组织后,动物的前肢不能自由活动。如还有活动能力,应重新捣毁脑组织。

3. 每次用酸刺激后,不管是否出现屈曲反射,均应迅速用水洗去皮肤上的硫酸,以免皮肤受伤。用自来水清洗完皮肤后,要用吸水纸将水滴吸去,以免将硫酸溶液稀释。

4. 浸硫酸的滤纸片不易过大。

5. 每次实验时,要使皮肤接触硫酸的面积不变,以保持相同的刺激强度。

6. 硫酸浸泡蛙趾的时间在 10 s 以内,以免烧伤皮肤和感受器。

【探究启导】

1. 根据实验原理可再设计新的方法证明反射弧的组成。

2. 根据反射活动协调理论,利用脊蛙设计实验证明反射活动的交互抑制、总和现象等。

【问题讨论】

1. 以实验结果为根据说明反射弧的组成。

2. 在测定反射时时,怎样测定才更准确?

3. 普鲁卡因麻醉坐骨神经后,为什么感觉机能先丧失,运动机能后丧失?

实验五　刺激兔大脑皮质运动区效应

【实验目的】

1. 学习哺乳动物的开颅方法。

2. 观察兔大脑皮层运动区的刺激效应。

【实验原理】

大脑皮层运动区是控制躯体运动的最高级中枢,运动区有精细的机能定位,电刺激兔一侧大脑皮层运动区时,将引起躯体一定部位的骨骼肌群产生运动。

【主要材料与器械】

家兔,常用手术器械一套,注射器,剪毛剪,颅骨钻,咬骨钳,止血钳,生物机能信息系统,刺激电极,兔解剖台,纱布,脱脂棉,液状石蜡,3%戊巴比妥钠(或20%氨基甲酸乙酯溶液),生理盐水。

【实验内容】

1. 麻醉动物

参考总论中动物的给药途径与动物麻醉方法,从兔的耳缘静脉注射戊巴比妥钠(30 mg/kg体重),或20%氨基甲酸乙酯溶液(0.5 g/kg体重),作半剂量麻醉。

2. 开颅

将麻醉后的兔腹位固定于手术台上,用剪毛剪将头顶部毛剪去,再用手术刀由眉间至枕骨部纵向切开皮肤,沿中线切开骨膜。用手术刀柄自切口处向两侧刮开骨膜,暴露额骨及顶骨。用骨钻在一侧的顶骨(图4-13)上打孔,当旋转至有明显突破感时即停止钻孔(一般为2～3 mm,切勿伤及脑组织)。用镊子夹出骨片,用咬骨钳小心伸入孔内,自开孔处向四周咬去颅骨扩大创口(切勿伤及矢状窦和横窦)。向前开颅至额骨前部,向后开至顶骨后部及人字缝之前(切勿掀动人字缝前的顶骨,以免出血不止)。

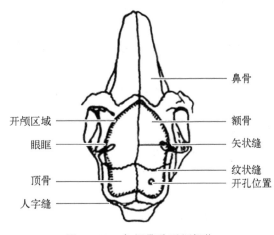

图4-13　兔颅骨及开颅部位

3. 暴露脑组织

用眼科剪小心剪开脑膜,暴露脑组织。将温热生理盐水浸湿的薄纱布盖在裸露的大脑皮层上(或滴几滴液状石蜡)防止干燥。

4. 刺激大脑皮层运动区观察效应

用脱脂棉球吸干脑表面的液体。将无关电极固定在动物口腔内或头部切开的皮肤上。开启“生物机能实验系统”,点击“实验项目”→“自定义实验”→“用户自定义实验项目"→点击"确定"进入记录状态→点击"分时复用区"的"刺激参数调节"按钮→"刺激参数调节区",设置刺激参数,刺激方式为连续单刺激;刺激频率为 50 Hz,波宽 1 ms,强度小于 1 V。电刺激的顺序是从前向后,从矢状缝向外侧依次刺激,同时观察躯体运动反应的部位。绘出大脑半球背面观的轮廓图,标出躯体肌肉运动的代表区域(图 4 – 14)。

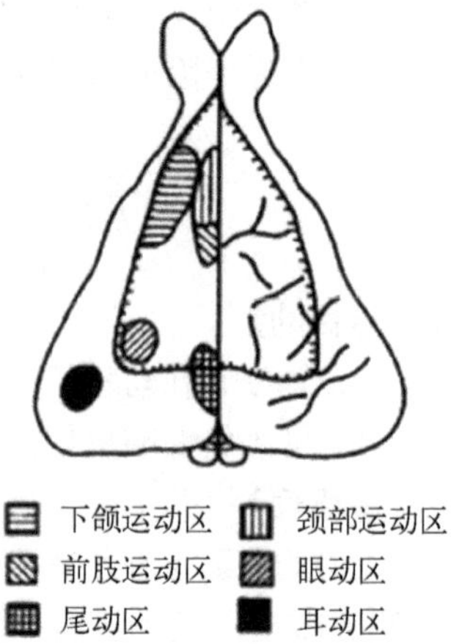

下颌运动区　颈部运动区
前肢运动区　眼动区
尾动区　耳动区

图 4 – 14　兔大脑皮质运动区

【注意事项】

1. 家兔麻醉不宜过深,否则现象不明显。

2. 手术过程中要小心操作,尽量减少出血,若颅骨出血可用骨蜡封闭止血。整个实验过程要求保持皮层表面光泽、湿润、血管清晰。

3. 要避免刺激电极损伤脑组织,可将电极尖端弯成环状,或在电极尖端缠上浸生理盐水的脱脂棉。

4. 刺激大脑皮层后肌肉收缩有时往往有较长的潜伏期,所以每次刺激需要持续数秒才能确定有无反应。

5. 刺激强度不宜过大,否则因电流作用的范围过大引起的效应比较复杂,不易观察。

【探究启导】

对皮层运动区电刺激就能引起运动效应,理论上讲不开颅就能进行皮层运动区电刺激效应,试设计实验并实施之(注意:如何引起更准确的机能定位是重点内容)。

【问题讨论】

1. 为什么刺激大脑皮层运动区时要用连续刺激,而不用单刺激?

2. 试分析将无关电极放在口腔内刺激皮层产生的效应定位比较精确,还是放在创口皮肤上定位比较准确(提示:电流方向的不同,造成受刺激的区域不同)?

实验六　小白鼠小脑损伤效应的观察

【实验目的】

通过观察小鼠小脑损伤后躯体运动障碍的异常表现,了解小脑对肌紧张和身体平衡等躯体运动的调节功能。

【实验原理】

小脑的主要机能是调节肌张力、协调肌肉运动和维持身体平衡。小脑损伤后,动物表现为肌张力失调,不能维持身体平衡现象。

【主要材料与器械】

小白鼠,小型解剖台,脱脂棉,大头针,乙醚。

【实验内容】

1. 麻醉

用蘸有乙醚的小棉球放入小瓶,用瓶口对准小白鼠的鼻部让其吸入乙醚;或用蘸有乙醚的棉球放入小烧杯将小白鼠倒扣在小烧杯内麻醉(注意观察,若呼吸变慢时则表示动物已麻醉)。

2. 暴露颅顶

沿正中线切开小白鼠两耳间的头皮,暴露顶骨和顶间骨(位于顶骨与枕骨之间,人类没有),用镊子夹一棉球将顶间骨上的颈肌往后推压剥离,此时透过透明的颅骨即可看清小脑的位置。

3. 损毁小脑

先在顶间骨的远离中线处(图4-15)用手术刀尖刻一小凹,而后用大头针刺穿顶间骨进入小脑内(深2~3 mm),搅毁该侧小脑(注意不可刺入太深,以免损伤脑干),可先轻损伤,观察小鼠清醒后的运动变化,可见小鼠向健侧旋转(图4-16),而后扩大损伤范围,可见小鼠向损伤侧翻滚。

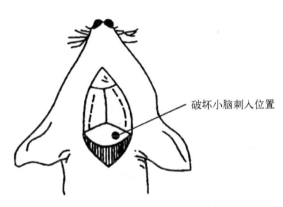

图4-15　破坏小白鼠小脑位置

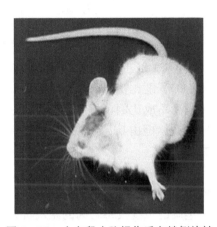

图4-16　小白鼠小脑损伤后向健侧旋转

【注意事项】

1. 损毁小白鼠小脑时,刺入部位要准,否则效果不明显;还要注意针的刺入深度,不能刺入太深(超过3 mm),以免损伤延髓而使小白鼠立刻死亡。

2. 左手持动物头部时,力量不能太大,以免将眼球挤出。

3. 动物麻醉要浅,苏醒后可随时用浸有乙醚的棉球追加麻醉。

4. 将实验完的小鼠拉断颈椎处死。

【探究启导】

有些动物身体平衡失调容易观察,如鸟类的飞行、蛙类游泳等,能否设计实验观察这些动物损毁小脑效应实验(注意查寻相关损毁技术资料)?

【问题讨论】

根据本实验中小鼠小脑损伤后的表现,具体分析小脑的运动机能。

实验七　视力、视野、盲点的测定及眼的调节反射

一、视力的测定

【实验目的】

学习使用视力表测定视力的原理和方法。

【实验原理】

视力也称视敏度,是指眼对物体细微结构的分辨能力,即分辨物体两点间最小距离的能力。这两点的光线射入眼时,在节点交叉所呈的角度称为视角。视力测定就是测定所需要的最小视角。临床上规定当视角为 $1'$ 角时,能分辨两个点或看清字或图形的视力为正常视力。距离眼球 5 m 远的物体上两点间的距离约为 1.5 mm 时,所形成的视角为 $1'$ 角。因此,在距视力表 5 m 处能分辨 1.5 mm 两点间距离,为正常视力,规定为视力 1.0。

国际标准视力表是以前国内外常用的视力表。检查视力时,通常是令受试者辨认视力表上"E"字的开口,并按下式计算:

$$受试者视力(国际视力表视力) = \frac{受试者辨认某字的最远距离}{正常视力辨认该字的最远距离}$$

但这种视力表不能正确地比较视力的增减程度。因为视力表首行 0.1 视标比次行 0.2 视标大 1 倍。而 0.9 行视标比 1.0 行视标仅大 1/9。因此,视力由 0.1 提高到 0.2 时视角减小的程度比视力由 0.9 提高到 1.0 时视角减小的程度更为明显,即视角的改变与视力变化程度不成比例。不利于临床上表示视力的改善程度,例如,由原来 0.9 的视力改善为 1.0 较容易,但由 0.1 的视力改善为 0.2 却较难,虽然视力都增加了 0.1,但其真正改善的程度并不一样。

我国学者缪天荣于 1966 年发明了对数视力表。由大小、方向不同的 14 排"E"字排列而成,从上到下逐渐缩小各排字母的大小在规定的距离上,对眼都形成 $5'$ 视角。每个字母每一笔画的宽度及每画间的距离都是整个字母的 1/5,都对眼形成 $1'$ 视角(图 4 - 17)。

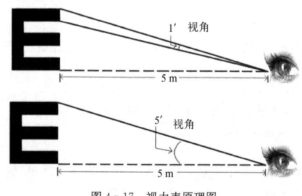

图 4 - 17　视力表原理图

用此视力表检查视力是按 5 分记录。

视力 $= 5 - \lg \alpha$,其中 α 为视角,以分为单位。

受试者在 5 m 处第 11 行字母与眼形成 $1'$ 视角,其视力为 5.0;第一行字母与眼形成额视角为 $10'$ 视角,其视力为 4.0;期间相当于 4.1、4.2、……4.9 等各行字母均比上一行形成的视角小 1.259 倍,而 $\log 1.259 = 0.1$,因此,视角每减小 1.259 倍.视力增加 0.1。则视力增加 0.2。这样,不论视力表上原视力为何值,视力改变情况均可较科学地反映出来。

【主要材料与器械】

视力表,指示棍,遮眼板,米尺。

【实验内容】

1) 将视力表挂在光线充足而均匀的地方,视力表上第 11 行字母与受试者的眼同高,受试者在距视力表 5 m 远处测试。

2) 检查时两眼分别进行,受试者用遮眼板遮住一眼,另一眼看视力表,但注意避免压迫眼球。

3) 检查人用指示棍自上而下,从大到小地分别指示视力表上的视标。直到能辨认的最小字母行为止,依此确定该眼的视力。4.0～5.3 为视力表置 5 m 处可测的视力范围,正常人的视力为 5.0。同法测定另一眼的视力。

4) 如视力低于 4.0,即在 5 m 距离不能辨认最大视标时,可令被检查者向视力表方向移近,到能辨认最大视标时止步。测定其与视力表的距离,按表 4-3 查到视力,也可按公式推算:

$$视力 = 5 - \lg\alpha = 5 - \lg(D/d)$$

式中,D 为能辨清字母排数的设计表距离;d 为被试者视力表距离。

如 4 m 处辨认最大视标,其视力为 $5 - \lg(5/4)$,等于 3.9。

表 4-3　对数视力表 3.0～3.9 的测定

走进距离/m	4	3	2.5	2	1.5	1.2	1.0	0.8	0.6	0.5
视　力	3.9	3.8	3.7	3.6	3.5	3.4	3.3	3.2	3.1	3.0

【注意事项】

1. 视力表表面清洁平整。

2. 视力测试时需光线充足,一般为 400～1 000 lx。

3. 视力表与被检者的距离必须固定为 5 m。

【问题讨论】

1. 试述视敏度与视角的概念。

2. 解释对数视力表的原理。

二、视野的测定

【实验目的】

学习视野计的使用,了解正常人的无色视野与有色视野的测定方法,进一步了解测定视野的意义。

【实验原理】

视野是单眼固定注视正前方一点时所能看到的空间范围。视野可反映感觉细胞在视网膜上的分布情况。正常人的视野范围鼻侧和上部较窄,颞侧和下部较宽。在相同亮度下,白色视野最大,蓝色次之,再次为红色,绿色视野最小。

【主要材料与器械】

视野计,视标(白色、黄色、蓝色、红色、绿色和黑色),视野图纸,铅笔。

【实验内容】

1. 熟悉视野计的结构及使用方法

视野计的式样很多,最常用的是弧形视野计(图 4-18)。由支架和带有刻度且可绕水平

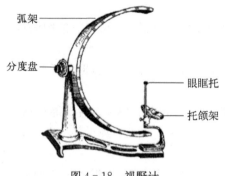

弧架

分度盘

眼眶托

托颌架

图 4 - 18　视野计

轴旋转的半圆弧形金属板组成。圆弧上的刻度表示由该点射向视网膜周边的光线与视轴之间的夹角,视野界限即以此角度表示。圆弧内面中央有一小圆镜或白色圆标,其对面的支架上有可上下移动的托颌架,托颌架上方有眼眶托。测定时,受试者的下颌置于托颌架上,眼眶下缘靠在眼眶托上。此外,视野计附有各色视标,在测定各种颜色视野时使用。

2. 测定视野

1) 受试者背光而坐,面向视野计,下颌放在托架上,遮住一眼,另一眼凝视视野计的中心坐标(小镜)。调整托架的高度,使眼与弧架的中心点位于同一水平上。眼球不能动。

2) 将视野计的半圆弧架旋至垂直位置,主试者将白色视标紧贴弧架内面并从周边向中央缓慢移动,随时询问受试者是否看见了白色视标,直至受试者能看到为止,并记下弧架该处的经纬度。

3) 将视野计的半圆弧架旋至水平位置,同上法测定,然后再将半圆弧架旋至 45°、135°……各角度,分别测定。

4) 视野图上的 8 个点用曲线依次连接,即得出该眼的白色视野范围(图 4 - 19)。

5) 按上述方法分别测出该眼的红色和绿色视野(测试颜色视野时,需以看清颜色为准)。

6) 同法测出另一眼的白色、红色和绿色视野。

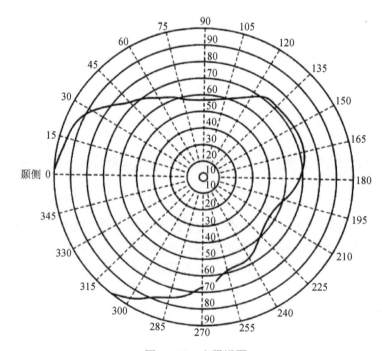

图 4 - 19　左眼视野

【注意事项】

1. 受试者被测眼时应注视视野内的小镜子,不得随意转动眼球。

2. 测定颜色视野时,直到受试者认清视标的颜色时为止,受试者不得事先知道视标的颜色。

3. 测定一种颜色后,应先休息 5 min 左右,再测定另一种颜色。

【问题讨论】

1. 夜盲症患者的视野是否会发生变化? 为什么?

2. 根据测得视野,比较颞侧、鼻侧、上视野范围、下视野范围及各种颜色视野之间的差异,并说明原因。

三、盲点的测定

【实验目的】

学习测定盲点位置和范围的方法。

【实验原理】

视神经乳头没有感光细胞,不能引起视觉,称生理盲点。视野中必然存在盲点投射区。根据物体成像规律测定盲点投射区,可计算出盲点所在的位置和大小。

【主要材料与器械】

铅笔,白纸,指示棍,遮眼板,米尺。

【实验内容】

1. 测定盲点投射区

1) 取一张用墨水画一"＋"字的白纸贴在墙上,使"＋"字与受试者的眼睛同高,并在某一眼的正前方,受试者立于纸前 50 cm 处,并用纸板遮住"＋"字所对的一只眼,另一只眼则固定地注视"＋"字。

2) 主试者持视标自"＋"字向被测眼颞侧沿水平方向缓慢移动(此时右眼必须始终注视"＋"号,不得随视标移动)。当受试者刚好看不见视标时,主试者就在该处做一记号。然后将视标继续向颞侧移动,当受试者又突然看见视标时,则在此处再做一记号。这两个记号就是投射到盲点的光线在这一线上的起点和终点,这两点的距离就是水平方向的盲点投射直径。由盲点投射直径的中心点起,沿各个方向移动视标,可测得各条线上的起点和终点,将所记下的各点依次用曲线连接起来(一般取 8 点),就是受试者盲点投射区。

3) 同法测出另一只眼的盲点投射区。

2. 计算盲点的直径

根据物体成像规律及相似三角形对应边成比例关系(图 4 - 20),按下列公式计算:

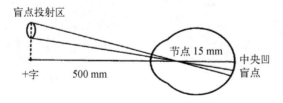

图 4 - 20　计算盲点与中央凹的距离和盲点直径示意图

$$盲点的直径(mm)＝盲点投射区的直径×(15/500)$$

【注意事项】

1. 测定眼盲点大小时,该眼正视白纸上的"＋"字,眼球不得随意转动。

2. 测定眼盲点大小时,该眼与白纸需保持一定的距离(50 cm),不能随意变动。

【问题讨论】

人们日常注视物体时,为什么没有感觉到生理性盲点的存在?

四、眼的调节反射

【实验目的】

了解人眼视近物时晶状体曲率变化的规律,观察视觉调节反射和瞳孔对光反射。

【实验原理】

人看近物(6 m 以内)时,物体发出的光线射入眼内是发散光线,故视网膜上的图像会模糊不清。当物体近移时,视觉系统通过:① 晶状体变凸,增加眼折光能力,使射入眼内的光线聚焦在视网膜上,以看清近物(眼折光调节反射);② 瞳孔缩小,减少由折光系统造成的球面像差和色素差,增强视觉的准确度(瞳孔调节反射);③ 双眼球会聚,使视网膜成像相称等一系列的调节,最终产生清晰的视觉。

人眼在感受光刺激时,瞳孔的大小可随光线的强弱而改变,弱光下瞳孔散大,强光下瞳孔缩小,此反射称为瞳孔对光反射。

【主要材料与器械】

蜡烛,手电筒,暗室,火柴。

【实验内容】

1. 晶状体调节

1) 该实验在暗室中进行,被试者静坐并平视远处(150 cm 以外)的某一目标,实验者手持点燃的蜡烛,置于受试者眼的颞侧约 45°、30～50 cm 处,实验者可观察到蜡烛在受试者眼内的 3 个烛像(图 4 - 21A)。

其中最亮的中等大小的正立像由角膜表面反射而成;较暗的最大的一个正像是光线在晶状体前表面反射形成的;最小的一个倒像是光线在晶状体后表面反射形成的。

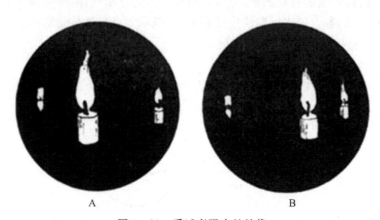

A　　　　　　　B

图 4 - 21　受试者眼内的烛像

2) 让受试者转而注视 15 cm 处的近物,此时可见最大的正立像向最亮的正立像靠近且变小(图 4 - 21B),此表明晶状体前面曲度增加并靠近角膜,此为眼的调节反射。

2. 瞳孔近反射与视轴会聚反射

让受试者平视正前方 6 m 外的某一目标,主试者拿一彩色粉笔或其他目标物放在与受试者眼同高度正前方约 30 cm 处,命令受试者改视正前方粉笔,同时观察受试者两眼球的运动和两眼瞳孔的变化。相反可先让受试者注视眼前约 30 cm 处的粉笔,而后命令受试者改视正前方 6 m 外的目标,同时观察受试者两眼球的运动和两眼瞳孔的变化。

3. 瞳孔对光反射

让受试者注视远方,观察其瞳孔大小,再用手电筒照射其一眼,观察瞳孔的变化。用手在鼻侧挡住光线以防照射另一眼,重复上述实验,观察受试者双眼瞳孔的变化。

【注意事项】

1. 瞳孔近反射与视轴会聚反射实验中,受试者一定要注视眼的前方远处某一点,不要看蜡烛火光。

2. 瞳孔对光反射实验中,受试者一定要注视眼的前方远处某一点,不要看灯光。

【问题讨论】

1. 用手电筒照射一侧眼睛,为什么对侧眼睛瞳孔也会缩小?

2. 何为眼的调节? 有何意义?

实验八　声波传导途径与内耳损坏效应

【实验目的】

1. 学习气导和骨导的检测方法;了解其特点。

2. 观察内耳损伤后的行为姿势的异常反应;认识迷路在姿势调节中的作用。

【实验原理】

1. 声波的传导途径

声波可以通过两条途径传入内耳。通过外耳道、鼓膜和听小骨传到内耳为空气传导(简称气导),是主要途径;经过颅骨、耳蜗骨传入内耳为骨传导(简称骨导),传导效率较差。

2. 内耳损坏的效应

内耳中的前庭器官可感受头部空间位置和运动情况,并通过前庭迷路反射,调节机体各部肌肉的肌紧张,从而保持机体的姿势平衡。一旦内耳损伤,将导致姿势异常和眼震颤。

【主要材料与器械】

音叉(频率为 256 Hz 或 512 Hz),棉花,胶管,蟾蜍(或豚鼠、家鸽),常规手术器械,纱布,水盆,滴管,乙醚,氯仿,缝针,手术巾,60 ml 广口瓶。

【实验内容】

一、声波的传导途径

比较同侧耳的气导和骨导(任内氏实验)

1) 室内保持肃静,受试者取坐姿。主试者用橡皮锤敲响音叉,立即将音叉柄置于受试者一侧颞骨乳突部(图 4-22),此时,骨传导使受试者听到音叉响声,随后声音逐渐减弱。当声音减弱至刚刚听不到时,立即将音叉移近同侧外耳门 1～2 cm 处,叉支的振动方向对准外耳道,若受试者听力正常,通过空气传导则又可听到声音。

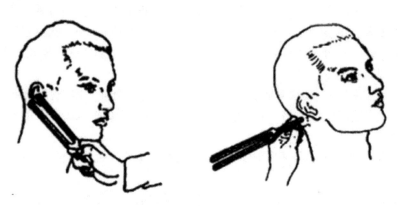

图 4-22   任内氏实验

反之,先置振动的音叉支于外耳道口处,振动方向对准外耳门,当刚刚听不到声响时,立即将音叉柄移至乳突部,若听力正常,则也听不到声音。说明正常人耳空气传导大于骨传导,临床上称为任内氏实验阳性。

2) 用棉花塞住受试者外耳道(相当于气导途径障碍)重复上述实验。听力正常者的气导时间缩短,等于或小于骨导时间,临床上称为任内氏实验阴性。

二、内耳损坏的效应

以下两个实验可根据条件任选一个。

1. 蛙类一侧内耳损坏的效应

1) 将蟾蜍放在桌上或者盆中,观察其正常的姿势和运动;随后放于水中游泳,观察其正常的游泳姿势。

2) 将蟾蜍腹面向上握于手中,翻开下颌用左手拇指压住。用手术剪沿颅底中线剪开黏膜,向两侧分离,可见"十"字形的副蝶骨。内耳位于副蝶骨横突的左右两端(图 4-23)。用手术刀削去薄薄一层骨质,可见小米粒大的白点,即内耳。将刺蛙针刺入小白点深 2～3 mm,转动针尖,损坏内耳。

3) 损坏内耳几分钟后,观察蟾蜍的姿势和运动,并放于水中游泳,观察游泳姿势,与内耳损伤前相比有何不同。

2. 豚鼠一侧内耳麻醉的效应

1) 麻醉迷路:将豚鼠侧卧,提起耳郭,用滴管向右侧外耳道深处滴入氯仿,并使其保持侧卧约 10 min,麻醉右侧迷路。

2) 观察豚鼠的姿势变化和眼震颤现象:将豚鼠的后肢提起,其头部和躯干均歪向右侧,并出现眼震颤现象。两侧眼球先缓慢地向右移动,当移动到最大限度时,立即迅速地向左移动,回到原来位置,如此反复。让豚鼠自由活动,豚鼠的躯体

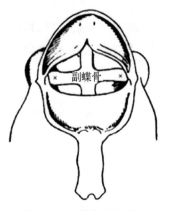

图 4-23   蟾蜍迷路位置

向右侧旋转或向右侧翻滚。

【注意事项】

1. 剪开蟾蜍的黏膜时,应注意不要损伤颅底中线两侧的血管。

2. 氯仿是一种高度脂溶性麻醉剂。给豚鼠外耳道滴入氯仿时,量不宜过多,以免造成动物死亡。

【问题讨论】

1. 为什么气导的功效大于骨导?

2. 依据实验结果说明迷路的功能。

实验九 血涂片的制作与观察

【实验目的】

掌握血涂片的制作方法;了解各种血细胞的形态结构特点。

【实验原理】

血细胞常经过瑞特(Wright)染色后进行分类。瑞特染料是碱性亚甲蓝与酸性伊红钠盐混合而成的染色粉。染色时,细胞内的嗜酸性物质与伊红结合而显红色;嗜碱性物质与亚甲蓝或天青(部分亚甲蓝已氧化成天青)结合而显蓝色;而中性物质则同时结合两种染料,而染成红蓝混合的紫红色。

【主要材料与器械】

生物显微镜,一次性采血针,消毒棉球,载玻片,蜡笔,75%乙醇溶液,瑞特(Wright)染液,缓冲液或蒸馏水。

【实验内容】

1. 制作血涂片

(1)采血:用75%酒精棉球消毒局部皮肤(指尖或耳垂),待干后,用消毒过的一次性采血针刺入皮肤2～3 mm(图4-24),待血液自然逸出,用消毒棉擦去第一滴血;轻轻挤压,使血液流出,形成绿豆大小的血滴。操作者用右手拿取血吸管,尖端浸入血滴中,缓缓吸血至"20 μl"刻度处为止,然后用消毒棉擦净吸血管外黏附的血液。

(2)涂片:清洁玻片(玻片不能有油污),将吸血管内血液吹滴置于载玻片的一端,左手拿载血玻片的两端,右手持另一片一端边缘光滑洁净的载玻片,作为推玻片斜置于血滴的前方(推进方向),使推玻片的下端边缘与载血玻片密切接触,而后以

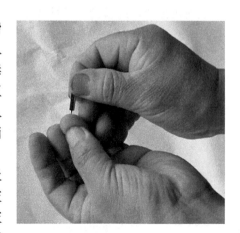

图4-24 指尖采血

30°～50°角往后慢慢移近血滴,当推玻片与血滴接触时,血液即沿推玻片的接触端边缘展开,均匀地附在两玻片之间。再以同样的角度平稳地将推玻片向前推进(图4-25),在推玻片后方的载血玻片上便形成一层血膜。

推片过程中,需注意角度应一致,速度均匀,使血膜的尾端落于玻片一端中10 mm 左

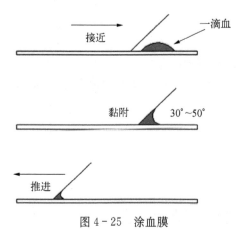

图 4-25　涂血膜

右处,以形成厚薄均匀、头尾明显、头部位置适当的黄色薄层血膜。而后将血膜自然晾干(不可加热)。推片要领:角度越大,速度越快,血膜越厚;反之,则薄。

2. 瑞特(Wright)染色

将血涂片放平,用蜡笔在欲染色区(一般选取血膜的尾端)周边画环线(避免染色液外溢)。用滴管滴染液 3~5 滴,量要足够,使其布满整个血膜,放置 30~60 s,加入 1~1.5 倍磷酸盐缓冲液,将染液与缓冲液充分混匀,放置 5~10 min。然后用清水冲去染液,冲洗时注意将玻片端平,让水从玻片的边缘溢出,使之充分漂去上浮杂色。待干后进行观察。

3. 观察血细胞形态

先用低倍镜观察全片,注意涂片染色、细胞分布情况。然后在高倍镜和油镜下仔细观察各类血细胞。

(1)红细胞:小而圆,淡红色,无细胞核,中央颜色较淡(图 4-26),分布最密,数量最多。

(2)中性粒细胞:细胞质内含有染成淡紫色的细小颗粒,分布均匀。细胞核染成紫色,分成 2~5 叶,叶间有细丝相连(图 4-26)。该类细胞数目较多。

(3)嗜酸性粒细胞:细胞质中含有粗大均匀、分布密集的橘红色颗粒。细胞核通常分为 2 叶(图 4-26)。该类细胞数目较少。

(4)嗜碱性粒细胞:细胞质中含有许多大小不一并多呈块状的紫蓝色颗粒。细胞核不规则或分叶,着色较淡,常被成块的胞质颗粒掩盖而不易观察(图 4-26)。该类细胞数目最少。

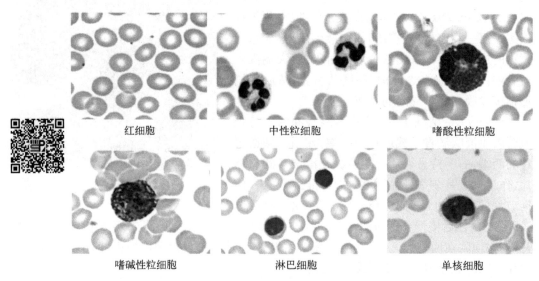

红细胞　　　　　中性粒细胞　　　　　嗜酸性粒细胞

嗜碱性粒细胞　　　　　淋巴细胞　　　　　单核细胞

图 4-26　血涂片瑞特染色(彩图扫二维码)

（5）淋巴细胞：可见到大小两类淋巴细胞。小淋巴细胞数目较多,细胞核呈球形且多一侧凹陷,着色很深,占胞体的绝大部分。核周有少量的天蓝色的细胞质(图 4-26)。大淋巴细胞比小淋巴细胞的细胞质多些,染色也淡些,有的细胞质内可见到少量染成紫红色的细小颗粒(嗜天青颗粒),细胞核近似球形,染色很深。

（6）单核细胞：胞体最大,圆形。细胞质染成淡灰蓝色,有细小的嗜天青颗粒。细胞核多呈肾形、马蹄形、不规则形(图 4-26)。

（7）血小板：小而不规则,多聚集成团。血小板中央有细小的紫色颗粒,周边为淡蓝色。

【注意事项】

1. 载玻片必须十分干净,无油污。

2. 通过控制推片速度、两载玻片的夹角大小控制血膜厚度,要使血膜仅有一层密集排列的血细胞构成。

3. 染色时绝不能使血膜干燥或接近干燥,否则会有大量析出的染料颗粒附在血细胞上,而不易观察。

4. 如染色太淡,可按原步骤重染;染色太浓或有沉淀物则可用甲醇脱色或脱色后重染。

5. 血滴在载玻片上后,要尽早推出血膜,自皮肤出血开始超过 2 min 便可能开始出现血液凝固反应,此时再推出的血膜血细胞可能已经变形或破裂了。

【问题讨论】

1. 各类血细胞的形态结构和功能特点有何区别?

2. 血涂片滴加瑞特染液后为什么要防止干燥?

【附】

1. 瑞特染液配制法

瑞特染料(粉末)	0.1 g
甲醇	60 ml

将瑞特染料粉末置于研钵内,加少量甲醇研磨,使染料溶解,然后将溶解的染料倒入洁净的棕色玻璃瓶内。剩下未溶的染料再加少量甲醇研磨,如此反复进行,直至染料全部溶解为止。将制好的染液在室温内保存 1 周后即可使用。染液保存越久,则染色效果越佳。此染液适宜的 pH 为 6.4~6.8,因此可按比例另配缓冲液,染色时,加入缓冲液,可维持一定的酸碱度,使染色效果更好。

2. 缓冲液的配制

1% 磷酸二氢钾	30 ml
1% 磷酸氢二钠	20 ml
蒸馏水	加至 1 000 ml

实验十　红细胞渗透脆性

【实验目的】

学习测定正常动物红细胞渗透脆性的方法;理解细胞外液渗透压对维持细胞正常形态与功能的重要性。

【实验原理】

正常的红细胞悬浮于等渗的血浆中,若将其置于高渗溶液中,红细胞则因失水而皱缩;反之,置于低渗溶液中,则水进入红细胞,使红细胞膨胀。如环境渗透压过低,红细胞会因膨胀而破裂,释放血红蛋白,称为溶血。红细胞在低渗溶液中溶血现象称为红细胞的渗透脆性。红细胞膜对低渗溶液的抵抗力越大,红细胞在低渗溶液中越不容易发生溶血,即红细胞渗透脆性越小。将血液滴入不同的低渗溶液中,可检查红细胞膜对低渗溶液抵抗力的大小。开始出现溶血现象的低渗溶液浓度,为该血液红细胞的最大脆性;开始出现完全溶血时的低渗溶液浓度,则为该血液红细胞的最小脆性。

【主要材料与器械】

1%肝素,1%氯化钠溶液,蒸馏水,10 ml 小试管,试管架,滴管,1 ml 移液管。动物种类不限。

【实验内容】

1. 低渗盐溶液的配制

取小试管 10 支,编号,排在试管架上,参照表 4-4 向各试管中加入 1‰ NaCl 溶液,然后再加入蒸馏水,每管溶液最终均 2 ml。

表 4-4 低渗溶液的配制

试　管	试　管　号									
	1	2	3	4	5	6	7	8	9	10
1‰ NaCl/ml	1.40	1.30	1.20	1.10	1.00	0.90	0.80	0.70	0.60	0.50
蒸馏水/ml	0.60	0.70	0.80	0.90	1.00	1.10	1.20	1.30	1.40	1.50
NaCl 浓度/%	0.70	0.65	0.60	0.55	0.50	0.45	0.40	0.35	0.30	0.25

2. 制备抗凝血

不同动物采血方法各有所异,但多采用末梢血。将血滴在有 1‰肝素的表面皿上混匀(1‰肝素 1 ml,可用于 10 ml 血液抗凝)。

3. 加抗凝血

用滴管吸取抗凝血,各加一滴于各试管中,轻轻摇匀,使血液与溶液混合均匀。室温静置 1~2 h。

4. 观察结果

根据各管中液体颜色和浑浊度的不同,判断红细胞脆性。

(1)未发生溶血的试管:液体下层有大量红细胞下沉,上层为无色透明,表明无红细胞破裂。

(2)部分红细胞溶血的试管:液体下层有红细胞下沉,上层透明淡红(淡红棕)色,表明部分红细胞已经破裂,称为不完全溶血。

(3)全部溶血的试管:液体完全变成透明红色,管底无红细胞下沉,表明红细胞完全破裂,称为完全溶血。

【注意事项】

1. 小试管要干燥,加抗凝血的量要一致,只加一滴。

2. 混匀时,轻轻倾倒 1～2 次,减少机械振动,避免人为溶血。

3. 抗凝剂最好为肝素,其他抗凝剂可明显改变溶液的渗透压。

4. 观察结果时,应以白色为背景,尽量在光线明亮处。

【探究启导】

根据本实验原理,试设计实验比较高等动物与低等动物红细胞渗透脆性的不同。

【问题讨论】

1. 如何通过渗透脆性特征判断机体的健康状况?

2. 根据结果分析血浆晶体渗透压保持相对稳定的生理意义。

实验十一 血红蛋白测定与红细胞血型鉴定

一、血红蛋白测定

【实验目的】

掌握用比色法测定血红蛋白含量的方法。

【实验原理】

测定血红蛋白的方法有许多,实验常用比色法。其原理是在血液中加入一定量的盐酸,使红细胞膜破坏,并使红细胞释放出来的血红素转化为高铁血红素(酸化血红素),后者呈稳定的棕色,将其用蒸馏水稀释后于血红蛋白计的标准蛋白色进行比较,根据液体达到的比色管刻度显示出每 100 ml 血液中所含的血红蛋白质量(g)或百分率。

正常成年男子正常值 12～16 g/100 ml,女子为 11～15 g/100 ml,新生儿为 17～20 g/100 ml。

【主要材料与器械】

血红蛋白计,小试管,刺血针,消毒棉球,滤纸片,0.1 mol/L HCl,95％乙醇,蒸馏水,乙醚。

【实验内容】

1)血红蛋白计包括:① 标准比色架,架的两侧镶有两个棕色标准玻璃色柱。② 血红蛋白稀释管,有方形的,有圆形的。两侧有刻度,一侧以 g/100 ml 血液为计数单位,对侧以百分率计,按我国的情况是以每 100 ml 血液内含血红蛋白 14.5 g 为 100％。③ 20 mm³ 血红蛋白吸管、玻璃棒、滴管(图 4－27)。

2)用滴管加 0.1 mol/L HCl 于血红蛋白稀释管内,到刻度 10 处。

3)用刺血针采血,血滴宜大些。用血红蛋白吸管的尖端接触血滴,吸血至刻度 20 mm³ 处(0.02 ml)。

4)用滤纸片或者消毒棉球擦净吸管口周围的血液,将吸管插入血红蛋白稀释管的 HCl 溶液内,轻轻吹出血管至管底部,洗涤吸管多次,使管内的血液完全洗入稀释管内,摇匀或用小玻璃棒搅匀后,放置 10 min,使 HCl 溶液与血红蛋白充分作用。

5)把稀释管插入标准比色计中央的空格内,使无刻度的两侧面位于空格的前后方,便于透光与比色。

6)用滴管向比色管内逐滴加入蒸馏水,每加一滴都要充分混匀

图 4－27 血红蛋白计

并观察比色管内的颜色,直到颜色与标准玻璃色柱相同为止。稀释管上面的刻度读数即为 100 ml 血液中血红蛋白的克数。

【注意事项】

1. 比色管内血柱不能有气泡。

2. 血液要准确吸取 20 μl,采血管内若有气泡或血液被吸入采血管的乳胶头中都应重新采血。

3. 吹血液入稀释管及洗涤吸管时,不宜用力过猛。

4. 血红蛋白计的比色管、微量采血管的洗涤方法为:水→95%乙醇→乙醚或者丙酮。

5. 测量血红蛋白实验中蒸馏水需逐滴加入,多做几次比色,以免稀释过量。每次比色时,应将搅拌用的玻璃棒取出,以免影响比色。

【问题讨论】

1. 测定血红蛋白含量有何意义? 血红蛋白具有什么功能?

2. 血红蛋白含量的变化和红细胞数目的增减是否一定呈线性平行关系? 为什么?

3. 血液中血红蛋白含量的多少是否能反映机体的健康状况? 为什么?

二、血型鉴定

【实验目的】

学习 ABO 血型鉴定方法;观察红细胞凝集现象;掌握 ABO 血型鉴定的原理。

【实验原理】

血型是根据存在于红细胞膜外表面的特异性抗原(镶嵌于红细胞膜上的特异性糖蛋白)类型来确定的,这些抗原(或称凝集原)是由遗传基因决定的。

在 ABO 血型系统中,根据红细胞膜上所含凝集原(A、B 凝集原)的种类和有无,将血型分为 A(含 A 凝集原)、B(含 B 凝集原)、AB(含 A、B 凝集原)、O(不含凝集原)四型。在人类血浆中含有与上述凝集原相对应的天然凝集素(抗 A、抗 B 凝集素),见表 4 - 5。当凝集原与其相对应的凝集素相遇时将可能发生红细胞凝集反应,即红细胞彼此聚集在一起,成为肉眼可见的细胞团,继而红细胞破裂释放出血红蛋白。因此,将受试者的红细胞分别与抗 B 试剂(含抗 B 凝集素)与抗 A 试剂(含抗 A 凝集素)混合,观察有无凝集现象,即可判定红细胞膜上有无 A 或(和)B 凝集原,从而鉴定受试者的血型。

表 4 - 5　ABO 血型中的凝集原和凝集素的分布

血　型	红细胞膜上凝集原	血浆中凝集素
O	无 A 和 B	抗 A 和抗 B
A	A	抗 B
B	B	抗 A
AB	A 和 B	无抗 A 和抗 B

血型鉴定后的交叉配血实验是输血和组织血源的必需步骤,应坚持同型输血,且输同型血也必须事先作交叉配血实验。检测血型和交叉配血均可分为玻片法和试管法,两种方法类似,但后者较灵敏。配血实验主要是用来检查受血者血清中有无破坏供血者红细胞的抗体,这是配血实验的"主"侧;对于供血者血清中是否有破坏受血者红细胞的抗体也

应给予注意。这是配血实验的"次"侧。两者合称交叉配血(图 4 - 28)。交叉配血后,观察有无凝集现象,同时也可以进一步鉴定所鉴定的血型是否正确。

Rh 血型是一个比较复杂的血型系统,人类红细胞表面的 Rh 抗原主要有 D、C、E、c、e 等,其中 D 抗原性最强。因此一般临床上只做 D 抗原的鉴定。受检红细胞与抗 D 血清发生凝集者为阳性,反之为阴性。测定 Rh 血型对于溶血性输血反应和新生儿 Rh 溶血症极有价值。

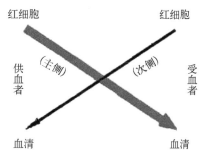

图 4 - 28 交叉配血示意图

【主要材料与器械】

显微镜,采血针,载玻片,尖头滴管,1 ml 吸管,牙签,标准 A 型和 B 型血清,生理盐水,75%乙醇,消毒棉球,记号笔,消毒棉签。

【实验内容】

1. ABO 血型鉴定

1) 取 10 ml 小试管 1 支,加入 1 ml 生理盐水。

2) 制备红细胞悬液:同"实验十二"法从指尖或耳垂取血 1 滴,加入含 1 ml 生理盐水的小试管内,混匀,即制成约 5%红细胞悬液。

3) 取洁净的双凹载玻片一块,在载玻片两端用蜡笔(记号笔)标明抗 A 端及抗 B 端,在抗 A 端凹陷内滴入 1 滴抗 A 试剂,在抗 B 端凹陷内滴入 1 滴抗 B 试剂。

4) 用长滴管吸取红细胞悬液,于双凹载玻片的两端凹陷内分别滴入 1 滴红细胞悬液,注意勿使滴管与抗 A 或抗 B 试剂相接触。

5) 摇动或用牙签两头分别搅动,使红细胞悬液与抗 A 或抗 B 试剂混合。静置 10 min。观察有无凝集现象。如无凝集现象,再分别用牙签搅匀,半小时后观察并谨慎判定血型。如有凝集反应可见到呈红色点状或小片状凝集块浮起。先用肉眼看有无凝集现象,肉眼不易分辨时,则在低倍镜下观察,如有凝集反应,可见红细胞团块。

6) 判断血型:根据被试者红细胞是否被抗 A、抗 B 试剂所凝集,判断其血型(图 4 - 29)。

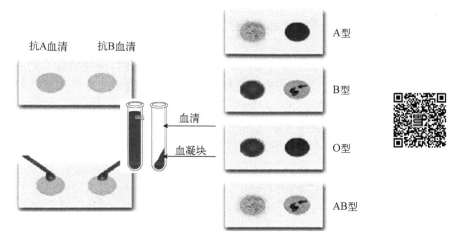

图 4 - 29 ABO 血型鉴定(彩图扫二维码)

2. 交叉配血实验(玻片法)

1) 在严格消毒的条件下,分别采受血者及供血者静脉血各 1～2 ml,并标明受血和供血。各用 1 滴血滴于盛有 1 ml 生理盐水的小试管中混匀,制成红细胞悬液。余血待凝血后析出血清备用。

抗D血清

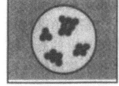

Rh阳性

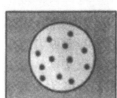

Rh阴性

图 4 - 30　Rh 血型的鉴定

2) 在双凹载玻片左侧标上"主"(主侧),右侧标上"次"(次侧)。主侧滴入供血者红细胞悬液和受血者血清各 1 滴,次侧滴入受血者红细胞悬液和供血者血清各 1 滴,分别用细玻棒搅匀,15 min 后观察结果。

3) 结果判断:① 双侧均无凝集,即为配血相合,可以进行输血。② 如主侧有凝集反应,而次侧无凝集反应,则为配血不合,不能输血。③ 如果主侧无凝集反应,而次侧有凝集反应,只能在紧急情况下输血。

3. Rh 血型鉴定

取洁净载玻片一块,滴标准抗 D 血清 1 滴于载玻片中央。按照测定 ABO 血型的采血方法采血,滴 1 滴血于血清上,迅速用牙签混匀。几秒后肉眼观察有无凝集现象。根据凝集情况对受试者的血型作出判断(图 4 - 30)。

【注意事项】

1. 使用一次性采血针时,一人一针,不能混用。

2. 载玻片抗 A 端与抗 B 端的抗 A、抗 B 试剂在任何时候都不能有所混合。

3. 红细胞悬液和标准血清均应新鲜、合格且无污染,防止出现假凝集现象。

4. 肉眼看不清凝集现象时,应在显微镜下观察。

5. 制备红细胞悬液不宜太浓,否则易发生红细胞叠连;也不易过稀,否则不能形成肉眼观察的血块。

6. 判断红细胞凝集,要有足够的时间。如室温过低,可延长观察时间,或将载玻片保持在 37℃培养箱中。

【探究启导】

在无抗 A、抗 B 试剂的情况下,如已知有人为 A 型和 B 型血,能否利用他们的血去检查未知血型? 试设计实验鉴定某被检者的血型。有条件和有时间的情况下可实施。

【问题讨论】

1. 对有反复输血史或同时输入多名献血员的血液时,应注意什么问题?

2. ABO 血型系统分型的依据是什么? 各血型血液间的输血关系如何? 除 ABO 血型外还有什么血型系统?

3. 哪些因素可影响本实验的准确性?

4. 为什么要检查 Rh 血型?

实验十二　血液凝固时间的测定

【实验目的】

学习测定凝血时间的方法;了解血液凝固的基本过程及加速、延缓血液凝固的因素。

【实验原理】

血液凝固是指血液由流动的液体状态变成不能流动的凝胶状态的过程,是一种发生在血浆中由多种凝血因子参与的连锁性化学反应。血液凝固过程可分为 3 个阶段:第一阶段凝血酶原激活物形成;第二阶段凝血酶形成;第三阶段纤维蛋白形成。

根据血液凝固过程中是否有血液以外的凝血因子参与,可将血液凝固分为内源性凝血和外源性凝血。内源性凝血是指参与凝血过程的因子全部来自血液。由Ⅻ因子与带负电荷的异物表面接触后启动;外源性凝血是由来自血液之外的组织因子(Ⅲ)与血液接触而启动的凝血过程。凝血时间是指从血液流出体外时起至血液在体外自动凝固时止所需的时间。凝血时间用于检查血液本身的凝血过程是否正常,而与血小板和毛细血管功能关系较小。

【主要材料与器械】

健康人,75%酒精棉球,秒表,滤纸条,载玻片,采血针,大头针等。

【实验内容】

1)以 75%酒精棉球消毒耳垂或指端,用消毒后的采血针快速刺入皮肤,让血自然流出,将第一滴血置于载玻片上,立即记录时间。

2)然后每隔 30 s 用大头针挑血滴一次,直至挑起细纤维状的血丝为止。

3)从开始流血到挑起细纤维血丝的时间即为凝血时间。

4)记录凝血时间。可对全班结果进行统计,用平均值±标准差表示。正常值为 2~8 min。

【注意事项】

1. 使用一次性采血针时,一人一针,不能混用。

2. 室温不宜太低,温度必须保持相对稳定,约为 37℃。

3. 刺入皮肤的深度要足够,特别是用手指做实验,由于手指皮肤较厚,对于初学者来说很易造成刺入深度不够,造成流血太少,而影响正常测试。

4. 用针尖挑血时应沿一定方向自血滴边缘向里轻挑,不要多方向挑动或挑动次数过多,以免破坏纤维蛋白网状结构,造成不凝血的假象。

【探究启导】

设计一实验鉴定从动物、植物提取的某种生物活性物质,或某种新药物等是否具有抗血凝作用、促血凝作用。

【问题讨论】

1. 说明血液凝固的基本过程。

2. 本实验凝血时间的测定是检测机体的哪种或哪几种凝血系统? 为什么?

3. 测定凝血时间有什么实际意义?

实验十三 蟾蜍心脏收缩过程与心室肌的期前收缩与代偿间歇

一、蟾蜍心脏收缩过程

【实验目的】

1. 学习暴露蛙类心脏的方法熟悉其心脏的解剖结构。

2. 观察蛙类心脏起搏点、心脏各部分活动顺序及心脏不同部位自律性的高低。

【实验原理】

正常生理情况下,蛙窦房结为心脏的正常起搏点。心脏活动具有自律性,窦房结的自律性最高,心房次之,心室最低。窦房结产生的冲动依传至心房、心室,引起心脏各部分的顺序活动。其他部位的自律细胞为潜在起搏点,当窦房结的兴奋传导受阻时,潜在起搏点可取代窦房结引搏心房或心室活动。

【主要材料与器械】

蟾蜍(或蛙),手术器械一套,粗剪刀,蛙板,蛙心夹,毁髓针,培养皿,细线,万能支架,蛙钉,秒表,玻璃分针,任氏液。

【实验内容】

1. 暴露心脏

用毁髓针破坏蟾蜍(或蛙)的脑和脊髓后,将其仰卧固定于蛙板上。左手持手术镊提起胸骨后方的皮肤,右手持金冠剪剪一小口,由切口处向上呈"V"形剪开胸壁表面皮肤,并将皮肤掀向头端。再用手术镊提起胸骨后方的腹肌,并将腹肌剪一口,将金冠剪紧贴胸壁伸入胸腔内(勿伤心脏和血管),沿皮肤切口方向剪开胸壁,剪断左、右锁骨与乌喙骨,使创口呈一倒三角形(图4-31)。左手用眼科镊提起心包膜,右手用眼科剪仔细剪开心包,暴露心脏。

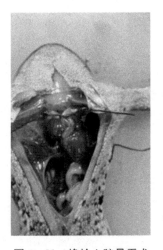

图4-31　蟾蜍心脏暴露术

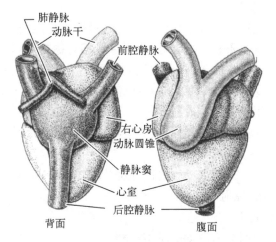

图4-32　蛙心结构图

2. 实验观察

(1)识别蛙心结构:如图4-32所示,从心脏的腹面可看到心房、心室。心室右上方动脉根部有一膨大,为动脉圆锥。动脉圆锥向上发出左、右主动脉弓。用蛙心夹夹住心尖部少许肌肉轻轻提起,可见心脏背面从上到下依次有静脉窦、心房和心室,静脉窦与前腔静脉、后腔静脉及左肝静脉、右肝静脉相连,心房与静脉窦之间有一条白色半月形的界线,为窦房沟,心房与心室之间有房间沟。用眼科镊在主动脉干背面穿线备用。

(2)观察蛙心各部分收缩的顺序,翻转蛙心,观察静脉窦、心房、心室三部分的跳动顺序,并记录心率。

（3）观察起搏点

1）记录蛙心心率（窦性心律）。

2）在心脏腹侧,用眼科镊在动脉干下方穿一线,将蛙心翻向头端,在静脉窦和心房交界处可见一白色半月形沟（窦房沟）,沿此沟用丝线结扎,称为斯氏第一结扎（图 4-33）,结扎后观察静脉窦和心房的跳动频率有何变化? 用秒表计数每分钟的搏动次数。如心房、心室停止跳动,注意何时恢复跳动。待心房和心室恢复搏动后,计数其搏动频率。

3）然后在房室交界处穿线,准确地结扎房室沟,此称为斯氏第二结扎。观察心房、心室的跳动频率有何变化? 如心室停止跳动,则记录其恢复跳动的时间及频率。

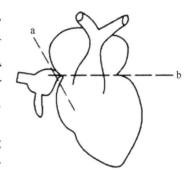

图 4-33 斯氏结扎部位示意图

a. 第一次结扎；b. 第二次结扎

【注意事项】

1. 实验室温度要适宜。

2. 暴露心脏的过程中要细心操作,避免损伤心脏和血管。

3. 实验过程中,要经常用任氏液湿润标本,以保持组织的兴奋性。

4. 结扎部位要准确,结扎时用力逐渐增加,直到心房、心室停止跳动。

【探究启导】

能否在观察记录蟾蜍（或蛙）心搏过程中,给心脏加温或降温以观察温度对心跳的影响? 设计并实施用 37℃任氏液加温静脉窦和心室,或用 4℃冷任氏液冷却静脉窦和心室,观察和记录心脏跳动活动的变化。

【问题讨论】

1. 斯氏第一结扎后,静脉窦、心房和心室的节律性搏动有何变化? 为什么?

2. 斯氏第二结扎后,静脉窦、心房和心室的节律性搏动有何变化? 为什么?

3. 如何证明两栖类心脏的起搏点是静脉窦?

二、期前收缩与代偿性间歇

【实验目的】

通过对期前收缩和代偿性间歇的实验观察,了解心肌兴奋性的变化特点,验证心肌有效不应期特别长的特征。

【实验原理】

心肌兴奋后兴奋性变化的特点是其有效不应期特别长,几乎占据整个收缩期。在此期中,任何刺激均不能使之产生动作电位;在有效不应期之后,下一次窦房结的兴奋到达之前,受到一次"额外"刺激,就可使心房和（或）心室产生一次正常节律以外的收缩反应,称为期前收缩。期前收缩也有自己的有效不应期,如果正常窦房结传来的兴奋正好落在其有效不应期内,便不能引起心室的兴奋和收缩,出现一次兴奋"脱失"现象,需待下一次正常节律性兴奋到达时,才能恢复正常的节律性收缩。因此,在期前收缩之后就会出现一段较长的心室舒张期,为代偿性间歇。

【主要材料与器械】

蟾蜍（或蛙）,手术器械一套,粗剪刀,蛙板,蛙心夹,毁髓针,培养皿,细线,万能支架,双凹夹,张力换能器,生物机能实验系统,刺激电极,蛙钉,玻璃分针,蛙心夹,任氏液。

【实验内容】

1. 取一只蟾蜍,用毁髓针破坏脑和脊髓,仰卧固定在蛙板上,同前方法暴露心脏。

2. 用蛙心夹夹住心尖,如图 4-34 所示,将蛙心夹的连线连于张力换能器上,将张力换能器固定于万能支架上,使蛙心夹的连线保持适当的紧张度(不宜过紧),将换能器输出导线插入生物机能实验系统的第一道插孔内。将刺激电极固定于万能支架上,刺激电极的导线插入生物机能实验系统的刺激输出插孔内。刺激电极紧贴心室外壁上(图 4-35)。

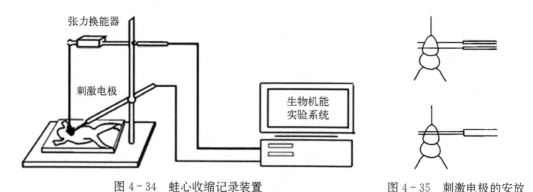

图 4-34　蛙心收缩记录装置　　　　　图 4-35　刺激电极的安放

3. 观察项目

(1) 描记正常的心脏收缩曲线:进入系统,选择"实验项目"→"循环实验"→"期前收缩与代偿性间歇"实验模块,软件将自动设置实验参数,并开始实验(或选择"输入信号")→"选择通道"→"张力",点击"开始"按钮,即可在屏幕上观察到正常的心搏曲线。描记的心搏曲线可出现 3 个波峰,但有时波峰减少只出现 1~2 个波峰,主要与蛙心夹连线的紧张度、心肌的收缩力、张力换能器的灵敏度及心搏曲线的放大倍数有关(图 4-36)。

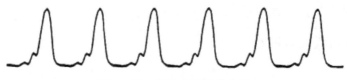

图 4-36　蟾蜍心搏正常曲线

(2) 分别在心室的收缩期和舒张期给予一个阈上刺激,观察能否引起期前收缩,如果出现期前收缩,其后是否伴随出现代偿性间歇(图 4-37)?

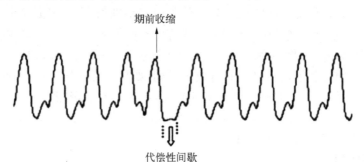

图 4-37　期前收缩与代偿性间歇

【注意事项】

1. 毁髓要完全,以免肢体的活动影响记录。

2. 实验过程中,要经常用任氏液湿润标本。

3. 用蛙心夹夹持心尖时,夹持的肌肉太多,会使心室损伤范围太大而影响心肌收缩力,太少则容易脱滑或撕伤心室。

4. 张力换能器与蛙心夹之间的细线应保持适当的紧张度,张力过大或过小都会影响心肌的收缩曲线。

5. 每一次刺激产生效应后,一定要等收缩曲线恢复正常(约 1 min),并描记一段正常曲线做对照后,再施加下一次刺激,避免短时间内重复多次施加刺激。

【探究启导】

1. 设计实验,观察刺激强度、刺激时间对期外收缩幅度的影响。

2. 设计实验,观察不同高频脉冲连续刺激对心肌活动的影响。

【问题讨论】

1. 有时收缩曲线上只有两个波峰,试分析其产生的原因。

2. 试分析期前收缩和代偿性间歇产生的原因。

3. 心率过快或过慢时,对期前收缩及代偿性间歇有何影响? 为什么?

实验十四　蟾蜍离体心脏灌流

【实验目的】

1. 学习离体蛙心灌流方法。

2. 观察某些因素对心脏活动的影响,初步认识递质、受体及其阻断剂的作用。

【实验原理】

离体失去神经支配的蛙心若保持在适宜的环境中,在一定时间仍可以产生节律性的兴奋和收缩;而心脏的节律性收缩活动有赖于内环境理化因素的相对稳定,所以改变灌流液的成分,则可以引起心脏活动的改变。任氏液是一种比较接近两栖类动物内环境的液体,本实验应用任氏液作为灌流液,蛙心仍能近于正常地跳动相当长的时间。在此基础上,改变灌流液的理化性质,心脏的活动也随之改变,这说明内环境的相对稳定是维持心脏正常活动的先决条件。

另外,心脏受植物性神经支配,当交感神经兴奋时,其末梢释放去甲肾上腺素,作用于心肌细胞膜上的 β_1 受体,使心跳频率提高,心肌收缩力加强;副交感神经末梢释放乙酰胆碱,作用于心肌细胞的 M 受体,使心跳频率降低,心缩力下降。因此,当把递质或受体阻断剂直接加入灌流液中时,心脏的活动也会发生相应的变化。

【主要材料与器械】

蟾蜍或蛙。生物机能实验系统,张力换能器,毁髓针,手术器械一套,斯氏蛙心插管,蛙心夹,滴管,小烧杯,长吸管,万能支架,棉线,任氏液,0.65% NaCl 溶液,2% $CaCl_2$ 溶液,1% KCl 溶液,3%乳酸溶液,2.5% $NaHCO_3$ 溶液,1：10 000 肾上腺素溶液,1：100 000 乙酰胆碱溶液,0.1%阿托品溶液。

【实验内容】

1. 离体蛙心的制备

（1）暴露心脏：取蟾蜍或蛙一只，破坏脑和脊髓，将其仰卧固定于蛙板上，同"实验十三"方法暴露心脏。

（2）离体心脏制备（斯氏蛙心插管法）：

1）动脉切口：用眼科剪小心剪开大血管周围的系膜及心包膜，在动脉干分支处下方穿过一线，并打一活结留作固定套管用。在左主动脉下方穿过一线，稍离动脉干分支处结扎。左手提起左主动脉上的结扎线，右手用眼科剪在结扎线下方近动脉圆锥处，沿向心方向将左主动脉壁剪一"V"形斜口。

2）套管入室：将盛有少量任氏液的蛙心插管自斜口插入左主动脉，当插至动脉圆锥基部时略向后退，在心室收缩时，朝心室后壁方向下插，经主动脉瓣插入心室腔内（不可插入过深，以免心室壁堵住插管下口）（图4-38）。若成功插入心室，管内液面会随着心室跳动而上下移动。用滴管吸去插管中的血液，更换新鲜任氏液，以免产生血凝块而堵塞插管口。如果套管没有顺利插入心室，应改变方向慢慢试插，不可蛮用力。

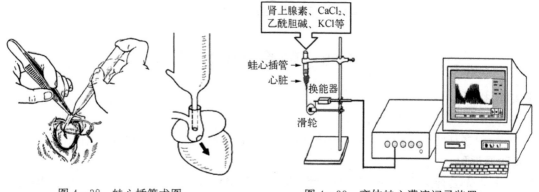

图4-38　蛙心插管术图　　　　　图4-39　离体蛙心灌流记录装置

3）固定套管：待套管尖端插入心室后，轻轻提起备用线，将左、右主动脉连同插入的套管用双结扎紧，再将结扎线固定在套管的小玻璃钩上。以防标本滑脱。用滴管吸去套管中的血液，更换新鲜任氏液。

4）游离心脏：在结扎线的头侧剪断左、右主动脉。轻轻提起插管和心脏，从心脏背侧穿一线将肺静脉、腔静脉一并结扎（看清静脉窦的位置，切忌损伤静脉窦），于静脉窦下方剪断所有的组织，将心室、心房连同静脉窦摘出。用滴管吸净插管内血液，加入新鲜任氏液，反复数次，直至液体完全澄清。保持灌流液液面高度恒定（2 cm左右）。将蛙心插管固定于万能支架上。

2. 实验装置连接

如图4-39所示，在心舒期用蛙心夹小心夹住心尖1~2 mm，蛙心夹上的线连于张力换能器的悬梁臂上，将张力换能器固定于万能支架上，使蛙心夹的连线保持适当的紧张度（切勿过度牵拉心脏），张力换能器的输出导线插入生物机能实验系统的第一道插孔内，即可记录蛙心跳动的曲线。

3. 观察

1）开机进入生物机能实验系统，选择"实验项目"→"循环实验"→"蛙心灌流"，记录正常的心搏曲线。

2）不同离子对心脏收缩的影响

① Na^+：吸出插管内全部灌流液，换入等量的 0.65% NaCl 溶液，观察并记录心搏曲线的变化。出现明显反应时立即用吸管吸出灌流液，更换任氏液并冲洗 2～3 次，使心搏曲线恢复正常（以下每一个实验项目，在观察到心搏曲线出现变化后，都立即吸出灌流液，用任氏液反复冲洗，直到心搏曲线恢复正常，再开始下一个项目）。

② Ca^{2+}：加入 2% $CaCl_2$ 溶液 1～2 滴，观察心搏曲线的变化。

③ K^+：加入 1% KCl 溶液 1～2 滴，观察心搏曲线的变化。

3）酸碱度的影响

① 加入 1～2 滴 2.5% $NaHCO_3$，观察心搏曲线的变化。

② 加入 3% 乳酸 1～2 滴，观察记录心搏曲线的变化。

4）递质和药物的影响

① 加入 1∶10 000 肾上腺素溶液 1～2 滴，观察心搏曲线。

② 加入 1∶100 000 乙酰胆碱溶液 1～2 滴，效应明显时应立即吸出灌流液，并用新鲜任氏液换洗，方法同上。

③ 滴入 0.1% 阿托品溶液 1 滴，观察心搏曲线。

④ 滴入 0.1% 阿托品溶液 1 滴，效应出现后立即滴入 1∶100 000 乙酰胆碱溶液 1 滴，观察结果并与上一结果比较，然后用任氏液换洗，方法同上。

5）记录并打印曲线图：见表 4-6。

表 4-6　改变灌流液成分对蟾蜍离体心脏活动的影响

实　验　项　目		心　率	振　幅	基线变化	其　他
0.65% NaCl	对　照				
	更　换				
1% $CaCl_2$	对　照				
	给　药				
	恢　复				
1% KCl	对　照				
	给　药				
	恢　复				
2.5% $NaHCO_3$	对　照				
	给　药				
	恢　复				
3% 乳酸	对　照				
	给　药				
	恢　复				

续　表

实　验　项　目		心　率	振　幅	基线变化	其　他
肾上腺素	对　照				
	给　药				
	恢　复				
乙酰胆碱	对　照				
	给　药				
	恢　复				
阿托品	对　照				
	给　药				
	恢　复				

【注意事项】

1. 手术过程中注意保护心脏,首先勿伤及静脉窦,其次在使用蛙心夹夹持心尖时不要夹得过多或过少,过多因损伤面大而收缩力降低,过少则会滑脱甚至导致心室穿孔而漏液。

2. 剪开动脉管壁时,如果只剪破血管的外膜,在插管时将会插入血管外膜下,因此要注意将血管壁剪透。

3. 严格控制每次药品加入量,先加一滴,效果不明显再加一滴。

4. 每次滴加完试剂后,一旦出现心搏变化,应立即将套管内的液体吸出而用新鲜任氏液换洗,以免损伤心肌,并重复换洗几次使心搏曲线恢复正常后方可进行下一步实验。每次更换任氏液都必须保持灌流液液面高度恒定,以免因灌流量变化而影响结果。

5. 使用蛙心夹夹心尖时,不可夹得过多,以免因夹破心室而漏液。

6. 各种试剂的滴管不可混用。

7. 每项实验都要有对照。

【探究启导】

能否在本实验的基础上设计并实施验证某一环境因素(如灌流压、温度),或体液因素(如微量元素、代谢产物),或药物因素对心脏的影响?

【问题讨论】

1. 根据曲线图中表示的幅度、频率、张力等,分析以上物质对心脏的作用特点,试分析产生这些变化的机制。

2. 蛙心灌流实验中,实验结果与理论不符的可能原因有哪些?

3. 为何实验中要始终保持灌流液液面高度的恒定?

4. 试分析与用两栖动物离体心脏做灌流实验相比较,用哺乳动物离体心脏做灌流实验,在控制条件和插管插入心脏位置方面应有哪些区别?

实验十五　蟾蜍肠系膜微循环的观察

【实验目的】

1. 学习用显微镜或图像分析系统观察蛙肠系膜微循环内各血管及血流状况。

2. 了解某些药物对微循环血管运动的影响。

【实验原理】

微循环是指微动脉和微静脉之间的血液循环,是血液和组织液进行物质交换的重要场所。经典的微循环包括微动脉、后微动脉、毛细血管前括约肌、真毛细血管网、通血毛细血管、动-静吻合支和微静脉等部分。

真毛细血管是血液与组织液之间进行物质交流的场所;血流量主要受局部代谢产物的调节,也受神经-体液因素的影响。由于蛙类的肠系膜、膀胱壁的组织很薄且透光性好,可以在显微镜下或利用图像分析系统直接观察其微循环血流状态、微血管的舒缩活动及不同因素对微循环的影响。

【主要材料与器械】

蛙或蟾蜍,常用手术器械一套,显微镜或计算机图像分析仪,带微循环观察孔的软木蛙板(孔径 2.5~3 cm)或带小塑料环(内径 2.5~3 cm)的玻璃板(由 502 胶将塑料环粘在玻璃板上),任氏液,注射器(1 ml),滴管,25%氨基甲酸乙酯溶液,1:10 000(g/ml)去甲肾上腺素溶液,1:100 000(g/ml)组织胺溶液,大头针,橡皮筋。

【实验内容】

1. 麻醉蟾蜍或蛙

取一只蟾蜍或蛙,然后按 3 mg/g 体重的剂量,从尾骨两侧皮下后淋巴囊注入 20%氨基甲酸乙酯溶液,10 min 后进入麻醉状态(图 4-40)。

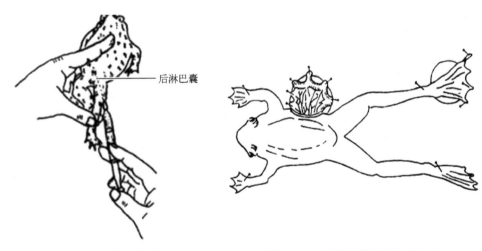

图 4-40　麻醉蟾蜍　　　　　　　图 4-41　蛙肠系膜标本固定方法

2. 观察蛙类肠系膜血液循环

1) 用大头针将蛙腹位(或背位)固定在蛙板上,在腹部侧方做一纵行切口,轻轻拉出一段小肠袢,将肠系膜展开,小心铺在蛙板微循环观察孔上,用数枚大头针将其固定(图 4-41)。肠袢不能绷得太紧,以免拉破肠系膜或阻断血流。如果用玻璃板观察,可将麻醉的蛙仰卧于玻璃板上,或用橡皮筋固定蛙体,同上手术拉出小肠袢展开在塑料环上。

2) 观察正常肠系膜微循环:在低倍显微镜下直接观察识别或借助图像分析系统观察识别动脉、静脉、小动脉、小静脉和毛细血管,观察血管壁、血管口径、血细胞形态、血流方向和流速等特征。

小血管的管壁薄,毛细血管壁只有 1 层细胞。小动脉、微动脉管壁厚,管腔内径小,血流速度快,血流方向是从主干流向分支,有轴流(血细胞在血管中央流动)现象。小静脉、微静脉管壁薄,管腔内径大,血流速度慢,无轴流现象,血流方向是从分支向主干汇合。而毛细血管透明,近乎无色,管径最细,其内血流最慢,仅允许单个细胞排成一列依次通过。

　　3)用小镊子给予肠系膜轻微机械刺激,观察此时血管口径及血流有何变化?

　　4)用一小片滤纸将肠系膜上的任氏液小心吸干,然后滴加几滴 1∶10 000(g/ml)去甲肾上腺素溶液于肠系膜上,观察血管口径和血流有何变化? 出现变化后立即用任氏液冲洗。

　　5)血流恢复正常后,滴加几滴 1∶100 000(g/ml)组织胺溶液于肠系膜上,观察血管口径及血流变化。

【注意事项】

　　1. 最好选择雄性蛙,因雌性蛙体内的卵会影响手术。

　　2. 手术操作要仔细,避免出血造成视野模糊。

　　3. 固定肠系膜不能拉得过紧,不能扭曲,以免影响血管内血液流动。

　　4. 实验中要经常滴加少许任氏液,防止标本干燥。

　　5. 如无麻醉剂,也可用双毁髓法使动物安静。

【探究启导】

　　1. 请以本实验为基础设计观察更多环境因素(如温度、酸、某些化学物质)对微循环的影响,注意所用药物浓度的设计。

　　2. 请设计利用其他动物或其他方法观察微循环及其影响因素的实验。

【问题讨论】

　　1. 观察微循环时,如何区分小动脉、小静脉和毛细血管?

　　2. 滴加去甲肾上腺素对肠系膜的血管口径和血流速度有何影响? 为什么?

　　3. 滴加组织胺对微循环的血管口径和血流速度有何影响? 机制是什么?

实验十六　人体心音听诊、动脉血压的测定及心电图的描记

一、人体心音听诊

【实验目的】

　　学习心音听诊的方法。识别第一心音与第二心音。

【实验原理】

　　心音是由于心肌收缩和瓣膜关闭引起的机械振动所产生的声音。通过传导,可在胸壁用听诊器或耳直接贴在胸壁上听到。通常情况下,只能听到两个心音,即第一心音和第二心音。第一心音是因房室瓣关闭和心室肌收缩振动所产生的,是心室收缩的标志,特点是音调较低,持续时间较长,响度较高。第二心音主要是由半月瓣关闭产生振动造成的,是心室舒张的标志。持续时间较短,响度较低。

【主要器材】

　　听诊器。

【实验内容】

1. 带好听诊器

听诊器由耳件、胸件和导管组成。听诊器耳件的方向应与外耳道方向一致，以右手拇指、食指和中指轻持听诊器的胸件。

2. 确定听诊部位

受试者安静端坐，面向明亮处，胸部裸露。检查者注意观察或者用手触诊受试者心尖搏动的位置和范围。参照图4-42确定听诊部位。

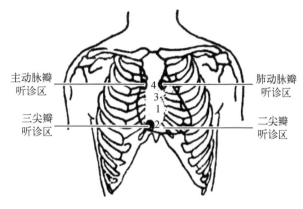

图4-42　心音听诊区的位置

二尖瓣听诊区：位于左锁骨中线第五肋间内侧，在这里听到第一心音。主动脉瓣听诊区：位于胸骨右缘第二肋间，在这里听到第二心音。肺动脉瓣听诊区：位于胸骨左缘第二肋间，在这里听到第二心音。三尖瓣听诊区：位于胸骨下端稍偏右侧，在这里听到第一心音。

3. 实验项目

（1）听诊顺序：二尖瓣听诊区→主动脉瓣听诊区→肺动脉瓣听诊区→三尖瓣听诊区。

（2）听心音：仔细听取心音，注意区分第一心音和第二心音。如难以区分两心音，可同时触诊心尖搏动或颈动脉脉搏，利用心音和心尖搏动或颈动脉搏动的发生关系，帮助辨别心音。此时出现的心音即为第一心音。比较各瓣膜听诊区两个心音的强弱。

（3）数心率：将听诊器的胸件放在二尖瓣听诊区，计时数心率。

【注意事项】

1. 实验室内应保持安静，以利于听诊。

2. 戴听诊器时，听诊器接耳件应与外耳道方向一致，即接耳件的弯曲端向前。

3. 保持听诊器管道的畅通。硅胶导管勿与其他物体摩擦，以免摩擦音影响听诊。

4. 如果呼吸音影响听诊，可令受试者暂停呼吸。

【问题讨论】

1. 第一心音和第二心音是怎样形成的？如何区分？

2. 心音听诊区是否在各瓣膜的解剖位置？

二、人体动脉血压的测量

【实验目的】

学习并掌握间接测量人体血压的原理和方法，观察某些因素对血压的影响。

【实验原理】

正常情况下，血液在血管内的流动是层流，没有声音。但在外加压力使血管变窄时，血液形成涡流，则发生声音，为血管音。

间接测定人体动脉血压的最常用方法是袖带法。它是利用袖带压迫动脉，造成血管内血液不连续流动而使血液产生涡流，结合听诊器是通过听取由此产生的"涡流音"来测量血压的。当袖带内的压力（气压）超过动脉收缩压时，动脉血流完全被阻断，此时听不到

"涡流音";当外加压力等于或稍低于动脉内的收缩压而高于舒张压时,则在心肌收缩时,动脉内有少量的血流通过,而心室舒张时无血流通过。间断的血流冲击受压区远侧端内的血液时引起血液涡流,在此处用听诊器可听到涡流音;当袖带内压力低于舒张压时,受压区的血流连续流动,此时受压区远侧端的血液涡流很弱,其涡流音很小或听不到。

测量部位一般多在左臂肱动脉处,此处血压接近主动脉血压且便于测量。

【主要器材】

血压计,听诊器。

【实验内容】

1. 测量安静、坐位时的血压

1)熟悉血压计的结构:血压计主要由检压计、袖带和打气球三部分组成。检压计是一个标有刻度的玻璃管,上端通大气,下端和水银储槽相通。袖带是一个外包布套的长方形橡皮囊,借橡皮管分别和检压计的水银储槽及橡胶打气球相通。打气球是一个带有螺丝帽的球状橡皮囊,可向袖带内充气,也可将袖带内气体放出。

2)受试者端坐位,脱去左臂衣袖,静坐 5 min。

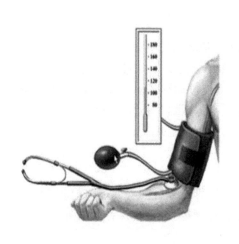

图 4 - 43　人体动脉血压的测量

3)受试者手掌向上,前臂伸平,置于桌上,令上臂中段与心脏处于同一水平,将血压计袖带中气体排尽并卷缠在肘窝上方距肘窝 2 cm 处,松紧度适宜,以能插入两指为宜(图 4 - 43)。

4)测试者带上听诊器,使耳塞部的弯曲方向与外耳道一致。于受试者肘窝上方偏内侧触及肱动脉的搏动,将听诊器的胸件置于肱动脉搏动处。

5)测试者在拧紧打气球上的螺帽后向袖带内充气,使水银柱逐渐上升到听不到"涡流音"时,再打气使水银柱上升 20 mmHg 左右。随即松开气球螺帽,徐徐放气,以降低袖带内压,在水银柱缓慢下降的同时仔细听诊。当突然听到第一声"砰、砰"样的血管音("涡流音")时,血压计上所示水银柱刻度即代表收缩压。

6)使袖带继续缓慢放气,可听到血管音由低变高,而后突然变低钝,最后完全消失。在声音由高突然变低这一瞬间,血压计上所示水银柱刻度即代表舒张压。声音消失的瞬间称为消失点,也可以消失点的读数加 5 mmHg 为舒张压,因为消失点的读数一般比舒张压低 5 mmHg 左右。

7)将袖带内的空气排尽,使压力降为零,再重复测两次,取平均值。

2. 观察诸多因素对动脉血压的影响

(1)体位对血压的影响:体位改变反映重力对血液的影响发生改变,通过对血压的调节,保持适宜的器官血流量。

1)受试者仰卧于实验台上,休息 5 min 后,测量血压。

2)受试者取立正姿势 15 min,期间每隔 5 min 测量血压一次,并将测量数值记入表 4 - 7。

表 4-7 人体血压记录表

观 察 项 目	血 压	
	收缩压/mmHg	舒张压/mmHg
正常血压		
仰 卧		
站 立		
深呼吸		
运 动		
手浸入冷水中		

（2）呼吸对血压的影响：记录正常血压后，令受试者加深加快呼吸 1 min 后测量血压。

（3）测量运动后的血压：令受试者戴着袖带在室外跑跳 2 min 或室内做蹲起运动，如 30 s 20 次下蹲、2 min 60 次下蹲等。测定运动后的血压变化。

（4）冷刺激对血压的影响：受试者取坐位，令其手浸入 4℃ 左右的冷水中至腕部以上，30～60 s 后测量血压，并记入表 4-7。如果血压上升低于 22 mmHg，则说明受试者反应低下。

【注意事项】

1. 室内必须保持安静，以利听诊。

2. 受试者无论采取坐位还是卧位，上臂必须与心脏同一水平。

3. 袖带应平整地缠绕于上臂中部，松紧适宜。听诊器胸件置于肱动脉搏动处时，不可压得太重或太轻。

4. 动脉血压通常连测 2～3 次，取其最低值。每次测量应在半分钟内完成，否则将影响测试结果。

5. 发现血压超出正常范围时，应让受试者休息 10 min 后复测。在受试者休息期间，可将袖带解下。重复测定时，袖带内压力必须降至零后休息片刻再打气。

6. 使用血压计时把水银槽的开关置于"开"位置，血压计用毕，把血压计向水银槽方向倾斜，使水银送回水银槽后，再将水银槽开关置于"关"的位置，防止水银外露。将袖带内气体驱尽，卷好袖带放置盒内，合上外盒时应防止玻璃管折断。

【问题讨论】

1. 袖带法测定收缩压和舒张压的原理是什么？

2. 为什么不能在短时间内反复多次测量动脉血压？

三、人体心电图的描记

【实验目的】

学习心电图的记录方法，辨认正常心电图的波形，了解心电图各波的生理意义。

【实验原理】

心电图（electrocardiogram，ECG）是记录的心脏的电变化。心脏在收缩之前，首先发生电位变化。心电变化由心脏的起搏点——窦房结开始，经传导系统至心室，最后到达心肌,引起肌肉的收缩。心脏兴奋活动的综合性电位变化可通过体液传播到人体的表面,经体表电极引导并放大而成的波形为心电图。心电图可以反映心脏综合性电位变化的发生、传导和消失过程。正常心电图包括 P、ORS 和 T 三组波形,它们代表心脏活动不同的生理意义。其中,P 波:心房去极化;QRS 波群:心室去极化;T 波:心室复极化;P—R 间期:兴奋由心房至心室之间的传导时间。

【主要器材】

心电图机,电极夹,检查床,导电糊,分规,75％酒精棉球。

【实验内容】

1. 用生物机能实验系统记录心电图

1) 开启与调试生物机能实验系统,打开电脑,进入“生物医学信号采集系统”,以下以 BL‐420F 为例设置仪器参数:选择“实验项目”→“全导联心电”,系统即可进入实验信号记录状态。此时仪器参数为:时间常数 0.1 s,滤波 100 Hs,扫描速度 250 ms/div,增益 1 mV,采样率 1 kHz。如果使用的“生物机能实验系统”内没有设置的相应的参数,可按以上参数设置。

2) 受试者安静平卧在检查床上,摘下眼镜、手表、手机等微型电器,全身肌肉放松。检查者用酒精棉球擦拭受试者裸露的腕关节上方 3 cm 处及踝关节内侧上方 3 cm 处的皮肤。为保证导电良好,可在放置引导电极的部位涂抹电极糊,也可用 1％的盐水棉球擦拭代替电极糊。分别按图 4‐44 和图 4‐45 导联方式接好电极,调节基线位置、信号增益及方向,使波形易于观察。分别记录各导联。

3) 观察与分析心电图各波的波形,用工具条上的“区间测量”命令,测量 P 波、R 波、T 波的振幅,以及 P—R、Q—T、R—R 间期的时长。

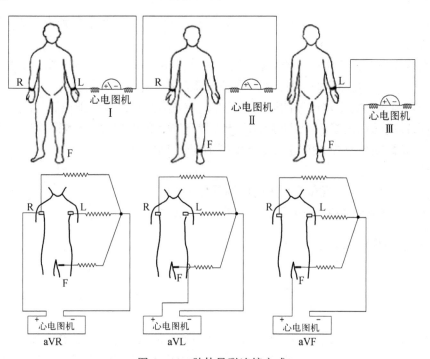

图 4‐44　肢体导联连接方式

2. 用"心电图机"记录心电图

1）接好心电图仪的电源线、地线和导联线，打开电源开关，将运转控制按钮置于"准备档"，"导联选择"放在 0 位，预热 3～5 min。

2）安放电极同"生物机能实验系统"记录心电图的方法。各导联线连接的方法为：红色—右手，黄色—左手，绿色—左足，黑色—右足（接地）。胸部导联线颜色：白色。

3）调节心电图仪

① 放大倍数（增益）：选择"1"使 1 mV 的标准电压移动描笔 10 mm，即记录纸上纵坐标每小格（1 mm）代表电压 1 mV。

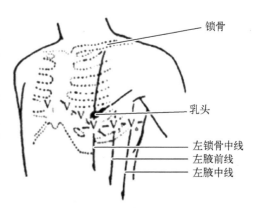

图 4-45　胸导联的探测电极安放位置

② 走纸速度：一般选择 25 mm/s，即记录纸上横坐标每小格（1 mm）代表电压 0.04 s。

4）依次记录Ⅰ、Ⅱ、Ⅲ、aVR、aVL、aVF 导联的心电图。

5）记录完毕后取下记录纸，写上受试者姓名、年龄、性别及实验时间。如果记录纸上未打印出导联则需记下导联。

6）心电图的基本分析：根据走纸速度计算心电图各波时间，根据定标计算心电图各波的波幅。

① 心电图各波、各段的辨识：辨识Ⅱ导联的 P 波、QRS 波群、T 波、P—R 间期、Q—T 间期及 S—T 段。

② 心率测定：测量相邻两个心动周期的 P 波与 P 波的间隔时间，或者 R 波与 R 波的间隔时间，要求测量出 5 个连续心动周期的 P—P 波间隔时间或 R—R 波间隔时间，然后求出均值，代入以下公式：

$$心率=60/P—P 间隔时间或者 R—R 间隔时间（s）$$

③ 心率的分析：心率的基本分析包括如下。

主导节律的判定：正常的主导心律是窦性心律，窦性心律的心电图表现是：P 波在Ⅱ导联中直立，在 aVR 导联中倒置，P—R 间期在 0.12 s 以上。

判定心律是否规则整齐：如窦性心律中最大的 P—P 间隔或 P—P 间隔时间相差 0.12 s 以下，则为规则整齐的窦性心律，如窦性心律中最大的 P—P 间隔或 P—P 间隔时间相差 0.12 s 以上，则为窦性心律不齐。

有无期前收缩或者异位节律出现。

④ 心电图各波、各段的测量：测量Ⅱ导联中的 P 波、QRS 波群、T 波的时间和电压，测量 P—R 间期、Q—T 间期及 S—T 间期的时间。

【注意事项】

1. 心电图的描笔为电热式描笔，不宜长时间通电加热，因此，不使用时应将仪器电源关掉。

2. 为防止干扰，要做到以下几点：

（1）心电图机一定要接好地线。

（2）电极和皮肤要接触良好。

（3）心电图机旁不应有运转的大功率电机。

（4）心电图机的电源线不要与导联线交叉通过。

（5）人体旁尽量没有室内电源线设备。如果仍不能消除干扰，可使用 50 Hz 陷波。

3. 受试者一定要全身肌肉放松。

4. 描记前必须"定标"。

5. 手动操作时，每次换导联时必须停笔，使记录处于停止状态。

【问题讨论】

1. 何为心电图？ 与心肌细胞生物电活动的关系？ 心电图正常，心肌的收缩功能就一定正常吗？

2. 心电图各波段，如 P 波、QRS 波群、T 波等分别代表什么过程？

3. P—R 间期与 Q—T 间期正常值与心率有什么关系？

实验十七　　家兔动脉血压的测定及其影响因素的观察

【实验目的】

1. 学习直接测定家兔动脉血压的急性实验方法。

2. 学习家兔颈部手术方法，分离主动脉神经、迷走神经、交感神经、颈动脉窦的方法，气管插管方法，动脉插管方法。

3. 观察和验证心血管活动的神经-体液调节机制。

【实验原理】

动脉血压受心输出量、外周阻力、大动脉管壁弹性及循环血量等因素的影响，其中尤以前两个因素最为重要。在正常生理情况下，人和高等动物的动脉血压是相对稳定的。这种相对稳定性是通过神经和体液因素的调节而实现的，其中尤以颈动脉窦-主动脉弓压力感受性反射尤为重要。在血压升高时此反射使血压回降，在血压降低时此反射使血压回升，故有血压缓冲反射之称。心血管活动的体液调节中，主要通过肾上腺素（E）和去甲肾上腺素（NE）两种激素，它们对心血管的作用既有共性，又有不同。两者均有升压作用。

【主要材料与器械】

家兔，兔解剖台，常用手术器械一套，止血钳，眼科剪，万能支架，双凹夹，气管插管，动脉插管，三通管，动脉夹，生物机能实验系统，压力换能器，保护电极，纱布，棉球，丝线，注射器（1 ml、5 ml、20 ml），生理盐水，5％枸橼酸钠，20％～25％氨基甲酸乙酯溶液，2％普鲁卡因溶液，肝素（300 U/kg），肾上腺素溶液（1∶5 000），乙酰胆碱溶液（1∶10 000）。

【实验内容】

1. 麻醉动物与手术

（1）称重、麻醉与固定：参考第一章实验的基本知识中"实验动物的给药途径"与"实验动物的麻醉"方法，自耳缘静脉注射 20％氨基甲酸乙酯溶液（5 ml/kg），待动物麻醉后，仰卧固定在手术台上。

（2）气管插管术：颈部剪毛后，紧靠喉头下缘沿颈部正中切开皮肤8～10 cm长，用止血钳分离皮下组织及肌肉，充分暴露气管（图4-46）。在气管下方穿一丝线，打一活结，于甲状软骨下方2～3 cm处做"T"形切口，向心方向插入气管插管，用丝线结扎固定，并将余线固定于气管插管分叉处，防止滑脱。

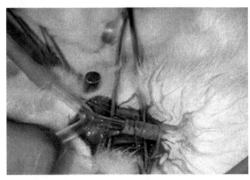

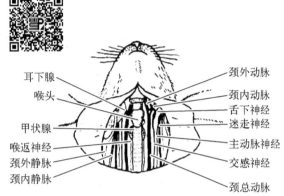

耳下腺　　颈外动脉
喉头　　　颈内动脉
　　　　　舌下神经
甲状腺　　迷走神经
喉返神经　主动脉神经
颈外静脉　交感神经
颈内静脉　颈总动脉

图4-46　气管插管术（彩图扫二维码）　　图4-47　家兔颈部神经-血管的识别

（3）分离家兔双侧颈部主动脉神经（减压神经）及迷走神经：气管两侧的颈总动脉鞘内走行有颈总动脉、迷走神经、交感神经和减压神经。其中迷走神经最粗、规整、明亮；交感神经次之，光泽较暗；减压神经最细且常与交感神经紧贴在一起。用拇指和食指捏住气管一侧切口的皮肤与肌肉，其余三指从皮肤外面略向上顶，使气管两侧的软组织稍向外翻，便可暴露与气管平行的血管神经束（图4-47），用玻璃分针小心分离减压神经及迷走神经，并在迷走神经下穿一线（已用生理盐水浸湿，下同）备用，在减压神经下穿双线备用。滴加38℃的液状石蜡于神经、血管处，起保温、绝缘及防止神经干燥的作用。

（4）分离颈总动脉：将止血钳从一侧颈总动脉下方穿过，轻轻张开止血钳，分离出2～3 cm长的颈总动脉，同法分离出另一侧颈总动脉。分离出的颈总动脉外壁应该十分光洁，外面并无结缔组织及脂肪等物，在一侧颈总动脉下穿一条线备用。另一侧颈总动脉要分离至颈总动脉分叉上方颈内、外动脉的根部（注意不要损伤此处的神经），在该侧颈总动脉下穿两条棉线，分别拉至分离出的动脉两端并打上活结备用。并在该侧颈总动脉分叉处上方颈外动脉根部穿一线结扎，在颈内动脉头端穿一线结扎。

（5）动脉插管：先用5 ml注射器从耳缘静脉注入肝素（300 U/kg）以防凝血。将已结扎颈内、外动脉侧的颈总动脉头端的备用线尽可能靠头端结扎（务必扎紧，以防渗血），然后在另一备用线的向心端（尽可能靠近心脏）用动脉夹夹闭。轻轻提起动脉头端的结扎线，用眼科剪在靠近结扎线稍后方沿向心方向斜向剪开动脉管壁（注意不只剪开血管外膜，也切勿剪断整个动脉，剪口大小约为管径的一半）。一手持弯头眼科镊，将其一侧弯头从剪口处插入动脉少许，轻轻挑起剪开的动脉管壁；另一手将准备好的动脉插管由开口处插入动脉管内。如果插入较浅，可用一手轻轻捏住进入插管的动脉管壁，另一手持动脉插管，轻轻推进6～8 mm（图4-48）（如果手感滞涩，说明插管并未进入动脉，必须退出插

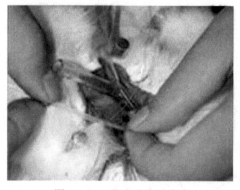

图 4－48　颈总动脉插管术

管,重新剪口再插),用备用线将动脉连同进入的插管扎紧(不可因扎线松动而使插管滑出,也不可漏液)以防滑脱,轻轻取下向心端动脉夹,可见动脉血与插管内液体混合。并有搏动,如有出血,可将线再扎紧一些。

(6)经耳缘静脉输入生理盐水(20~30滴/min),以维持动物正常生理状态,并建立静脉给药通道。

2. 连接实验装置

将动脉插管通过三通管与压力换能器连接,压力换能器的输出端与 BL－420F 生物机能实验系统的通道 1 相连;用注射器注入肝素生理盐水,将三通管、动脉插管及压力换能器腔内的空气全部挤出,关闭动脉插管三通侧管和压力换能器侧管。开机,进入 BL－420F 生物机能实验系统,选择"实验项目"→"循环实验"→"兔动脉血压调节"实验模块。

3. 观察项目

(1)记录正常血压曲线:松开动脉夹,打开三通管,使压力信号经动脉插管和压力换能器输入生物机能实验系统,随即在屏幕上可观察到正常的血压曲线(图 4－49)。

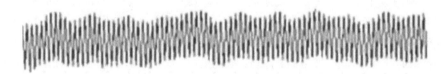

图 4－49　家兔正常血压曲线

(2)夹闭颈总动脉:轻轻提起对侧完好颈总动脉上的备用线,用动脉夹夹闭颈总动脉 30 s,观察并记录血压变化。出现变化后即取下动脉夹,记录血压的恢复过程。

(3)静脉注射乙酰胆碱:待血压恢复正常后,用 1 ml 注射器从耳缘静脉注入 0.1~0.2 ml 乙酰胆碱溶液(1:10 000),观察并记录血压变化。

(4)静脉注射肾上腺素:待血压恢复正常后,用 1 ml 注射器从耳缘静脉注入 0.1~0.3 ml 肾上腺素溶液(1:5 000),观察并记录血压变化。

(5)刺激迷走神经外周端和中枢端:待血压基本恢复后,结扎并剪断双侧迷走神经,分别电刺激迷走神经外周端和中枢端(连续单刺激,频率 16~32 Hz,强度 10~20 V),观察血压有何变化?

(6)刺激主动脉神经(减压神经):待血压基本恢复后,刺激完整减压神经,观察血压的变化,然后结扎并剪断减压神经,分别刺激中枢端和外周端,观察血压变化。

(7)失血:待血压基本恢复后,调节三通管使动脉插管与 50 ml 注射器相通,放血 50 ml,随后立即用肝素生理盐水将插管内血液冲回血管内,以防动脉插管内凝血,观察血压变化。

4. 整理实验结果

整理实验结果并将实验结果填入表 4－8。

表 4-8　血　压　记　录

影　响　因　素	对照/mmHg	实验/mmHg	变化率
夹闭另一侧颈总动脉			
静脉注射乙酰胆碱			
静脉注射肾上腺素			
刺激迷走神经外周端			
刺激迷走神经中枢端			
刺激主动脉神经			
失血			

【注意事项】

1. 麻醉要慢,以防造成动物死亡。同时,应注意给动物保温,因麻醉可使动物体温降低。

2. 颈部手术时注意避免损伤、过度牵拉血管和神经,实验过程中防止神经干燥。

3. 气管插管不宜过深。

4. 注意三通管的开闭方向。

5. 在整个实验过程中,均需保持动脉插管与血管平行,以免刺破血管。

6. 在每个观察项目之前,均要有正常对照曲线。

7. 实验结束时,先结扎颈总动脉再取出动脉插管以防大出血。

8. 实验后用蒸馏水将血压换能器内的枸橼酸钠冲洗干净,以免干燥后损坏换能器的应变片。

【探究启导】

依据静脉注射肾上腺素、乙酰胆碱方法,设计并实施静脉注射某种对心血管活动有调节作用的中药或西药,观察该药物对血压的影响(注意物质浓度的设计)。

【问题讨论】

1. 讨论各项实验结果,说明血压发生变化的机制。

2. 手术过程中如果出血,你有哪些方法处理?

实验十八　人体呼吸通气量的测定

【实验目的】

1. 了解肺量计的构造,掌握呼吸通气量的测定方法。

2. 了解肺通气量、肺通气功能、肺活量及潮气量。

【实验原理】

测定肺通气量是评定肺功能的指标之一。肺通气量是指单位时间内入肺或出肺的气量,不同性别、年龄的人在不同运动情况下会产生不同的呼吸气量。肺通气量的测定主要包括潮气量、补吸气量、补呼气量、肺活量(反映呼吸运动的能力)、时间肺活量(反映肺组织的弹性和呼吸道的通畅程度)的测定。

【主要材料与器械】

肺量计,橡皮接口,烧杯,75％乙醇,酒精棉球。

【实验内容】

1. 肺活量测定

(1) 连接肺量计,接通电源,选择供电方式。

(2) 当仪器处于待测状态下,令受试者呈站立姿势,先做几次深呼吸后做最大吸气,然后对着吹气嘴尽力做最大呼气。要求呼气过程连续,中间不能做补气动作。如果呼气气流过大,超出了肺量计的气压允许范围,那么在液晶显示器上就有过压标志显示。如果出了过压,那么本次测量数据精度不能保证。

每次测定过程中,从用力呼气开始就连续动态显示当前测定的肺活量数值,直到用力停止呼吸 200 ms 之后,本次测试将自动结束,仪器自动锁定显示当前测量数据。

肺内全部可交换气体(即潮气量＋补吸气量＋补呼气量)约 4 500 ml。正常呼吸 2～3 次后深吸气和呼气,记录气量,并重复 3 次。

2. 肺通气功能的测定方法

受试者将消毒橡皮接口连到三通管上,然后用牙齿咬住接口的两个突起,而将橡皮口片置于口腔前庭,用鼻夹夹鼻。转动三通开关,用口平静呼吸外界空气,练习口呼吸数分钟。转动三通开关,打开肺量计,再开慢速走纸挡开关,启动记录键,即可测量并记录呼吸气量的变化。

3. 潮气量的测量

每次平静呼吸时吸入和呼出空气的容量,约 500 ml。进行这项测量时,不要用力呼吸。记录气量并重复测 3 次。然后计算平均潮气量。

4. 补吸气量测量

正常吸气之后再用力吸入空气的容量,约 2 800 ml。正常呼吸 2～3 次后尽量深吸气,跟着呼入肺量计内,只是到肋骨复位的正常呼气,不要用力,记录其气量值。用测量得出的数字减去潮气量即为补吸气量,重复 3 次,然后计算平均补吸气量。

5. 补呼气量测量

正常呼气之后再用力呼气的气量,约 1 000 ml。正常呼吸 2～3 次后用力呼气。重复 3 次,计算平均补呼气量。

6. 用下列公式计算每分钟呼吸通气量。

$$每分钟呼吸通气量(ml/min)＝潮气 \times 呼吸次数/min$$

7. 将实验结果填入表 4 - 9,用实验数据计算男女生肺活量的差异。

即计算均值±标准误差(SE)、P 值。

表 4 - 9　呼吸通气量的测量

项　目	潮气量/ml	补吸气量/ml	补呼气量/ml	肺活量/ml	每分安静通气量/ml
1					
2					
3					
平　均					

【注意事项】

1. 每次使用肺量计前,应先检查肺量计是否漏气漏水。

2. 受试者被测前应预先联系,以期掌握实验所要求的呼吸方法,注意防止从鼻孔和口角漏气。

3. 注意吹气嘴的消毒,预防交叉感染。

【探究启导】

依据本实验的方法设计实验探究某一或某几个因素对肺通气量的影响。

【问题讨论】

1. 分析肺活量的组成成分。

2. 呼吸通气量受哪些因素影响?

实验十九 家兔呼吸运动的影响因素

【实验目的】

1. 学习记录兔呼吸运动的方法。

2. 观察某些神经体液因素对呼吸运动的影响,并了解其机制。

【实验原理】

呼吸运动是呼吸中枢节律性活动的反映,呼吸中枢的活动受内外环境各种因素的影响,这些因素或直接刺激呼吸中枢或通过不同的感受器间接引起呼吸中枢的变化,从而调节呼吸运动,实现机体对各种环境的适应。

反射是呼吸运动调节的重要方式。其中肺牵张反射是重要的反射之一。肺牵张反射的感受器存在于支气管和气管壁上,吸入气量大,感受器兴奋引起的传入冲动增加,通过神经反射抑制吸气过程。肺内气量减少,感受器传入冲动减少,通过神经反射抑制呼气过程。

血液中的 O_2 降低主要通过刺激外周化学感受器使呼吸加深加快,但低 O_2 会直接影响呼吸中枢,重度缺氧会造成呼吸停止而窒息。血液中的 CO_2 分压轻微的升高就可刺激中枢化学感受器而使通气加强,所以,中枢化学感受器在 CO_2 通气中起主要作用。H^+ 对外周化学感受器的刺激主要通过窦神经和迷走神经传入呼吸中枢,反射性地引起呼吸加深加快。

【主要材料与器械】

家兔,兔解剖台,常用手术器械一套,止血钳,呼吸换能器,生物机能实验系统,50 ml、20 ml、5 ml、1 ml 注射器,橡皮管,20%或 25%氨基甲酸乙酯溶液,生理盐水,3%乳酸,二氧化碳气囊。

【实验内容】

1. 动物麻醉、固定及气管插管

按照本章"实验十七"方法麻醉动物,并行气管插管、迷走神经分离手术。

2. 仪器连接

若使用绑带式呼吸换能器,将换能器的换能器固定在兔子的胸部呼吸起伏最明显的地方,绑带固定。若是呼吸压差式换能器,将换能器的输入端与"Y"形气管插管的其中一个侧管相连。将换能器输出端与生物机能实验系统的通道 1 连接。

3. 开机

进入生物机能实验系统,选择"实验项目"→"呼吸实验"→"呼吸运动调节",G、T、F 采用系统默认参数。

4. 观察项目

(1) 正常呼吸运动的描记:将气管插管的一侧支管套上一短乳胶管,并用止血钳夹闭。记录呼吸运动曲线,注意识别吸气或呼气运动与曲线方向的关系。

(2) 增加吸入气中 CO_2 的浓度:将装有 $NaHCO_3$ 的锥形瓶通过一细塑料管插入气管套一侧管中,滴入盐酸,使 $NaHCO_3$ 和 HCl 反应产生的 CO_2 随着吸气进入气管,观察吸入高浓度的 CO_2 对呼吸运动的影响。当出现明显变化后,立即去掉二氧化碳,使呼吸运动恢复到正常。

注意:一旦呼吸有变化,应迅速停止 CO_2 的吸入,持续吸入 CO_2 会造成家兔死亡。

(3) 增加无效腔:将长约 0.5 m 的橡皮管连接在气管插管的一侧管上(另一侧管的乳胶管仍用止血钳夹闭),使无效腔增加,观察记录呼吸运动的变化。当出现明显变化后,应立即去掉该侧乳胶管,使呼吸恢复正常。

(4) H^+:用 5 ml 注射器,由耳缘静脉较快速地注入 2 ml 3% 的乳酸,观察并记录呼吸运动的变化,待呼吸正常后进行下一步实验。

(5) 切断与刺激迷走神经:待呼吸恢复正常描记一段曲线后,切断一侧迷走神经,观察并记录呼吸运动变化。而后再切断另一侧迷走神经,观察与记录呼吸运动变化。启动刺激按钮刺激迷走神经中枢端,观察并记录呼吸运动变化。同法刺激迷走神经外周端,观察呼吸运动有无变化。

【注意事项】

1. 颈部手术注意事项同"实验十七"。

2. 经耳缘静脉注射乳酸时,要选择静脉端,注意不要刺穿静脉,以免乳酸外漏,引起动物挣扎躁动。

3. 每一个实验项目前后均应有正常的呼吸运动曲线做对照。

【探究启导】

呼吸运动与心血管活动往往是协调性活动,试设计一实验同时观察分析动物血压与呼吸运动的相关性。

【问题讨论】

1. 分析上述各项实验结果的机制。

2. 迷走神经在节律性呼吸中起什么作用?

实验二十　家兔离体小肠平滑肌生理特性

【实验目的】

1. 学习哺乳动物离体小肠灌流的实验方法。

2. 观察离体情况下小肠的平滑肌运动及若干因素对其运动的影响。

【实验原理】

小肠壁平滑肌除具肌肉的一般生理特性外,还具有自动节律性(其特点是收缩缓慢而不规则)、较大的伸展性及对化学、机械牵拉、温度变化等刺激敏感等生理特性。同时平滑肌受中枢神经系统和体液因素的调节。

在一定时间内,离体的小肠平滑肌在适宜的环境中仍可保持其生理特性。因此,将离体小肠组织置于模拟体内环境的溶液中,一定时间内仍可产生节律兴奋和收缩。

【主要材料与器械】

家兔(大鼠、小鼠亦可)。台氏液,0.1%肾上腺素溶液,0.01%乙酰胆碱溶液,1 mol/L HCl 溶液,1 mol/L NaOH 溶液,阿托品针剂。

恒温平滑肌槽,生物信号采集处理系统,张力换能器,手术器械一套,注射器,纱布,棉线,万能支架,螺旋夹,双凹夹,温度计,细塑料管(或乳胶管),长滴管,缝针,丝线。

【实验内容】

1. 恒温平滑肌槽装置

向标本槽内加入台氏液至浴槽高度的 2/3,外部容器为水浴锅加自来水,开启电源,设定温度为 38℃。

2. 准备标本

用铁锤或木棒猛击兔子头枕部致其昏迷,或者采取静脉注射空气致其死亡。沿正中线切开皮肤和腹壁,找到胃幽门处,以胃幽门与十二指肠交界处为起点,快速沿肠缘剪去肠系膜,剪取 20~30 cm 长的十二指肠,置于 4℃左右的台氏液中轻轻漂洗,并用注射器吸台氏液冲洗肠内容物,而后置于台氏液(4℃左右)内储存备用。

3. 安装记录装置

如图 4-50 所示:① 将张力换能器固定于万能支架上,将张力换能器的输入端插入生物机能实验系统通道 1;② 剪取一段长 2.0~3.0 cm 的小肠段,将其两端用线结扎,一端固定于浴槽内的标本固定钩上,另一端固定于张力换能器的悬梁臂上,适当调节张力换能器的高度,使固定线松紧适度。此相连的线必须垂直,并且不能与浴槽壁接触。调节平滑肌槽上的通气按钮,使通气管的气泡一个一个冒出,为台氏液供氧。

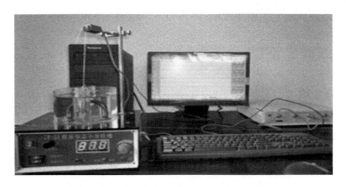

图 4-50 离体小肠灌流与收缩记录装置

4. 开启与调试生物信号采集处理系统

进入生物信号采集处理系统,选择"实验项目"→"消化实验"→"消化道平滑肌的生理特性"实验模块。根据信号窗口中显示的波形,再适当调节实验参数以获得最佳的波形效果。

5. 观察项目

（1）记录小肠正常的节律性收缩曲线：待小肠在浴槽内收缩稳定 5～10 min 后，记录正常曲线。

（2）肾上腺素的作用：滴加 1～2 滴 0.1％的肾上腺素溶液于标本槽内，观察小肠运动的变化。当出现明显变化后，立即放掉标本槽中的台氏液，更换新鲜的 37℃台氏液，并冲洗 3～4 次，以洗涤或稀释残留的肾上腺素，使之达到无效浓度。待小肠段收缩稳定后再进行下一项目。

（3）乙酰胆碱的作用：向标本槽内滴加 1～2 滴 0.01％的乙酰胆碱溶液，记录小肠收缩曲线；当出现明显变化后，同上法用新鲜的台氏液洗涤冲洗标本 3～4 次。

（4）阿托品的作用：向标本槽内滴加 4～5 滴 0.01％的阿托品溶液，约 2 min 后再加入 1～2 滴 0.01％的乙酰胆碱溶液，记录并观察曲线变化。同上法用新鲜的台氏液洗涤冲洗标本 3～4 次。

（5）盐酸的作用：向标本槽内滴加 1～2 滴 1 mol/L 的 HCl 溶液，观察肠道的变化，当出现明显变化后，同上法用新鲜的台氏液洗涤冲洗标本 3～4 次。

（6）氢氧化钠的作用：向标本槽内滴加 1～2 滴 1 mol/L 的 NaOH 溶液，观察肠道的变化，当出现明显变化后，同上法用新鲜的台氏液洗涤冲洗标本 3～4 次。

（7）记录：将实验结果填入表 4-10。

表 4-10 不同因素对家兔小肠平滑肌收缩频率、幅度的影响

药 物	收缩频率/（次/min）	收缩幅度/cm
正常收缩曲线		
肾上腺素		
乙酰胆碱		
阿托品		
盐 酸		
氢氧化钠		

【注意事项】

1. 台氏液、乙酰胆碱、肾上腺素要现用现配。在实验过程中，台氏液的温度应保持在 38～39℃，不宜过高。

2. 实验动物先禁食 24 h，实验前 1 h 喂食，然后处死，取出标本。这样肠运动效果更好。

3. 每次滴加的药品不要直接滴在肠段上，如果用药后效果不明显，可以增补药量。

4. 剥离出的小肠，暂时不用时，可放置在 4℃冰箱内，用时提前拿出，放置室温回暖 5 min 左右。

【探究启导】

1. 根据本实验的机制，可以继续探索一些其他物质对小肠运动的影响，如激素（如甲状腺激素、性激素）、麻醉药（如戊巴比妥钠、氨基甲酸乙酯）、通过口服的药物等，试设计实验探索一两种物质对小肠段运动的影响？注意，使用物质浓度的设计很重要。

2. 本实验用的是兔小肠始段,小肠末段是否与小肠始段的特性有区别?试设计实验并实施。

【问题讨论】

1. 解释上述各观察项目所得实验结果的机制。

2. 储备离体小肠段为什么用台氏液?改变台氏液温度,肠管活动会有什么变化?为什么?

3. 在实验中可以看到小肠明显的收缩与舒张,而如果将悬吊小肠的线放松,小肠的收缩与舒张还那么明显吗?为什么?

实验二十一 消化管运动形式的观察

【实验目的】

1. 观察哺乳动物在体肠胃运动形式。

2. 观察神经因素和某些药物对胃肠运动的影响。

【实验原理】

消化管运动的基本形式是紧张性收缩和蠕动,小肠还有分节运动。动物麻醉后,这些运动形式仍然存在。如果再刺激支配胃肠道的神经或者给胃肠道直接的化学刺激,这些运动形式会明显改变。该实验方法不仅在理论上证明平滑肌的生理特性,而且还可用来测量化学物质或药物的生理学特性,被称为生物学鉴定法。

【主要材料与器械】

家兔,兔解剖台,常用手术器械,保护电极,电子刺激器,刺激电极,注射器,0.01%肾上腺素溶液,0.01%乙酰胆碱溶液,1 mg/ml 新斯的明溶液,0.5 mg/ml 阿托品溶液,25%氨基甲酸乙酯溶液,生理盐水。

【实验内容】

1. 家兔的麻醉与固定

耳缘静脉注射 25%氨基甲酸乙酯溶液(4 ml/kg)对家兔进行麻醉。麻醉后的家兔背位固定于手术台上。

2. 暴露胃肠组织:将家兔腹部的毛剪掉,从胸骨剑突下沿正中线剖开腹壁,长约10 cm。在膈下食管的末端用玻璃钩分离出迷走神经的前支 1~2 cm,套上保护电极备用。在左侧腹后壁肾上腺的上方处找出左侧内脏大神经,套上保护电极备用。

3. 为了便于肉眼观察,用止血钳将腹壁夹住,轻轻提起,腹腔内液体和器官即不会流出。为防止热量散失和干燥,切口周围可用温热生理盐水纱布围裹。

4. 观察项目

1) 观察正常情况下胃和小肠的运动:注意胃肠的蠕动、逆蠕动、紧张性收缩、分节运动和摆动运动。

2) 用连续脉冲(刺激强度 10 V、波宽 0.2 ms、频率 10~20 Hz)刺激膈下迷走神经 1~3 min,观察胃肠运动的变化。如不明显,可反复刺激几次。

3) 用连续脉冲(刺激强度 10 V、波宽 0.2 ms、频率 10~20 Hz)刺激内脏大神经 1~5 min,观察胃肠运动的变化。

4）向腹腔中滴加 0.01％乙酰胆碱溶液 5～10 滴,观察胃肠运动的变化。出现效应后,向腹腔内倒入 37℃生理盐水,再用滴管或纱布吸干,这样反复冲洗几次,再进行观察。

5）向腹腔中滴加 0.01％肾上腺素溶液 5～10 滴,观察胃肠运动的变化。出现效应后,向腹腔内倒入 37℃生理盐水,再用滴管或纱布吸干,这样反复冲洗几次,再进行观察。

6）耳缘静脉注射 0.5 mg/ml 阿托品溶液 0.5 ml,再刺激膈下迷走神经 1～3 min,观察胃肠运动的变化。

7）由耳缘静脉注射新斯的明 0.25 ml,观察胃肠运动的变化。

8）在新斯的明作用的基础上,注射阿托品溶液 0.25 ml,观察胃和小肠运动的变化。

【注意事项】

1. 为避免腹腔内温度下降及消化管表面干燥,影响胃肠运动,应经常用温热的生理盐水湿润。

2. 麻醉动物要保温,手术操作要轻巧。电刺激强度要适中,不可过强。

3. 为了较好地观察蠕动和分节运动,实验前 2～3 h 将兔喂饱。

4. 注射肾上腺素和乙酰胆碱不宜过多,否则会引起动物死亡。

【问题讨论】

1. 胃和小肠的运动形式有多少种? 本实验中能观察到的运动形式又有几种? 这些运动形式与胃肠道的哪些机能相适应?

2. 胃肠上滴加乙酰胆碱和肾上腺素,胃肠运动有何变化? 作用机制是什么?

3. 电刺激膈下迷走神经或内脏大神经,胃肠运动有何变化? 作用机制是什么?

实验二十二　　影响尿生成的因素

【实验目的】

1. 学习用输尿管插管技术记录尿量的方法。

2. 观察几种因素对肾泌尿机能的影响,加深对尿生成过程及其调节机制的理解。

【实验原理】

尿的生成包括 3 个过程,即肾小球的滤过作用,肾小管和集合管的重吸收作用,肾小管和集合管的分泌作用。凡是影响这些过程的因素均可影响尿的生成而引起尿量的改变。

肾血流量是影响肾小球滤过作用的主要因素,由自身调节及神经与体液调节完成。凡是能影响肾小球滤过膜、有效滤过压、肾血流量的因素都会影响肾小球滤过率,从而影响尿量,交感神经、肾上腺髓质激素能使肾血管收缩降低肾血流量,因此使肾小球滤过率降低,尿量减少。

对于重吸收和分泌的调节,由神经、体液和自身调节,特别是体液调节。参与体液调节的主要有抗利尿激素和醛固酮,使尿量减少。血容量、血钠水平等会引起盐皮质激素或(和)抗利尿激素的分泌变化,因此血容量、血钠水平均能使尿量变化。血糖浓度超过肾糖阈,即可出现尿糖,小管液浓度增加,渗透压增加,可引起渗透性利尿。

【主要材料与器械】

家兔,兔解剖台,常用手术器械一套,止血钳,生物机能实验系统,压力换能器,保护电极,玻璃分针,三通管,计滴器,塑料动脉插管,动脉夹,输尿管插管(自制),气管插管,接尿器皿,注射器(1 ml、5 ml、20 ml),秒表,万能支架,双凹夹。

20%或25%氨基甲酸乙酯溶液(或32%的乙醇),温热生理盐水(38℃),肝素(125 U/ml),10%葡萄糖溶液,0.01%肾上腺素溶液,ADH(5 U/ml),5%枸橼酸钠溶液。

【实验内容】

1. 麻醉、固定及颈部手术

家兔称重,耳缘注射20%氨基甲酸乙酯溶液(5 ml/kg),待麻醉后,仰卧位固定于兔解剖台。剪去颈部的兔毛,沿颈部正中切开皮肤8~10 cm长,进行气管插管,同时分离右侧颈迷走神经,穿线备用。分离左侧颈总动脉,并插入充满抗凝剂枸橼酸钠的动脉插管(详见本章实验十七)。并将压力换能器输出导线插入"生物机能实验系统"信号输入通道1插孔内,用以记录血压。

2. 腹部手术及输尿管插管

在下腹部耻骨联合上方剪去被毛,沿正中线切开皮肤,切口2~3 cm,而后沿腹白线剪开腹壁,切口以能将膀胱拉出体外为度,仔细辨认并分离一侧输尿管,将其与周围组织轻轻分离,穿线结扎输尿管近膀胱端,另穿一线打活结备用。待输尿管稍充盈时,在结扎线上部用眼科剪在管壁上剪一斜向肾侧的小口(剪口时不要将输尿管拉得过紧,切口为管径的一半),将充满生理盐水的细输尿管插管向肾脏方向插入输尿管内(插管时注意不要误插入输尿管外膜下),并用备线结扎固定。按同样的方法,插入另一侧输尿管;用线把双侧插管的另一侧开口结扎在一起,并接入受滴器的玻管内。手术后用温热生理盐水纱布将腹部切口盖住,以保持腹腔内的温度。

3. 静脉输液

经耳缘静脉输入生理盐水(20~30滴/min),以维持动物正常的生理状态,并建立静脉给药通道。

4. 仪器连接

将血压换能器固定于万能支架上,其位置应与心脏在同一平面。压力换能器输出线接生物机能实验系统通道1插孔内,将记滴器输出导线插入"生物机能实验系统"信号输入通道2插孔内,固定记滴器于万能支架上,使输尿管插管流出的尿液滴在计滴器探头上(图4-51)。无计滴器也可持秒表人工计数单位时间的产尿滴数。

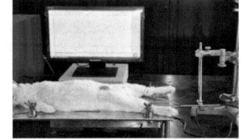

图4-51 尿产生量计滴装置

手术和实验装置连接完成后,放开动脉夹,开动计滴器,进入"生物机能实验系统",选择"实验项目"→"泌尿实验"→"影响尿生成的因素",开始实验。

如果使用的"生物机能实验系统"内没有设置相应的参数,参数可设置为:采样频率50 Hz,时间常数DC,滤波20 Hz,扫描速度5 s/div,增益为100。

5. 观察项目

1)记录正常血压与尿量:调节血压通道与记录尿滴通道的扫描速度一致,记录正常血压与尿液滴数。

2) 由耳缘静脉注射 38℃ 生理盐水 15～30 ml(速度稍快些),观察并记录尿量变化。

3) 尿量平稳后,同上法注射 0.01% 肾上腺素溶液 0.5 ml,观察并记录血压和尿量变化(约 2 min 后出现明显变化)。

4) 尿量平稳后,同上法注射 10% 葡萄糖溶液 15 ml,观察并记录尿量变化。

5) 尿量平稳后,同上法注射 ADH 2 U,观察并记录尿量变化(约 5 min 后出现明显变化)。

6) 尿量平稳后,颈总动脉处分节段放血,分别放血 10 ml、20 ml、30 ml,观察记录尿量变化。

7) 将实验结果填入表 4 - 11。

表 4 - 11　不同因素对家兔动脉血压、尿量的影响

影响因素	尿量/(滴/min)		变化率/%	血压/mmHg		
	对　照	实　验		对　照	实　验	
生理盐水						
肾上腺素						
葡萄糖						
ADH						
放血 10 ml						
放血 20 ml						
放血 30 ml						

【注意事项】

1. 实验前 1 h 左右给家兔食用菜叶及水。

2. 手术过程要轻柔,避免发生损伤性闭尿。腹部手术切勿创口太大,如暴露内脏过多,可影响尿生成。

3. 手术后用温热生理盐水纱布将腹部切口盖住,以保持腹腔内的温度。

4. 输尿管插管时注意不能将输尿管插管误插入输尿管外膜下。

5. 每项实验前后均应有对照记录,且待前一项药物作用基本消失后,再做下一项实验。

6. 实验完毕后,用蒸馏水将压力换能器内的枸橼酸钠冲洗干净,以免干燥后钠盐沉积损毁换能器的应变片。

【探究启导】

1. 根据本实验方法设计实验探究某种药物、某种激素或某种离子对尿生成的影响。

2. 根据本实验方法试设计实验探究自主神经对尿量产生的影响。

【问题讨论】

1. 试分析静注生理盐水引起尿量变化的机制,是渗透性利尿还是水利尿?

2. 试分析 ADH、肾上腺素、乙酰胆碱影响尿生成的机制。

3. 试分析静注葡萄糖液引起尿量变化的机制。

实验二十三 肾上腺摘除对机体有害刺激耐受力的影响

【实验目的】

1. 学习鼠类肾上腺摘除术。

2. 了解肾上腺皮质所分泌激素的生理功能。

【实验原理】

肾上腺分皮质和髓质。肾上腺皮质是维持生命所必需的,分泌糖皮质激素、盐皮质激素及少量性激素。糖皮质激素除调节糖、蛋白质、脂肪代谢外,主要是提高机体对伤害性刺激的抵抗力,摘除肾上腺后对有害刺激的抵抗力严重降低;盐皮质激素则参与水盐代谢,具有"保钠排钾"作用,摘除肾上腺后,机体的血钠水平会严重降低,而血钾水平升高,动物迅速表现出肾上腺皮质功能失调的症状,如食欲下降、低血压、肌无力等,出现抗过敏、抗炎症能力的下降及对有害刺激耐受力的下降。

肾上腺髓质分泌的激素与交感神经功能相似。

【主要材料与器械】

小白鼠(或大白鼠),碘酊,70%乙醇溶液,乙醚,生理盐水,可的松,1% NaCl 溶液,手术器械一套,小动物解剖台,天平,滴管,秒表,温度计,烧杯,脱脂棉。

【实验内容】

1. 动物的分组和手术

(1) 动物的分组:取同性小白鼠 16 只,分成 4 组,每组 4 只,并称重编号。第 1 组为对照组,第 2～4 组为摘除肾上腺组。

(2) 肾上腺摘除术:将摘除肾上腺组的小白鼠放于大烧杯下,将浸有乙醚的棉球放于烧杯下。小白鼠麻醉后(不易麻醉过深)取出俯卧固定于小动物解剖台上。剪去动物背部的被毛,用 75% 乙醇消毒手术部位和手术者的双手,手术器械用 75% 乙醇浸泡 10 min。从最后胸椎向后沿背部正中线切开皮肤 1～2 cm (图 4-52),用镊子夹住皮肤边缘,切口牵向左侧,分离两侧的肌肉。左侧肾上腺位于脾下方,将脾稍向左拨,便可暴露肾上腺,肾上腺为淡黄色,直径 2～4 mm,周围被肾脂肪囊所包裹。用小镊子紧紧夹住肾上腺与肾之间的血管和组织,再用眼科剪或小镊子将肾上腺摘除(肾上腺往往被肾前端的脂肪组织包围,可将肾上腺连同脂肪组织一起摘除)。

右侧肾上腺略高于左侧,摘取时将切口拉向右侧,沿最末肋骨下缘,抬起覆在肾上的肝叶,将肾推向内下侧,暴露肾上腺,按上法摘除右侧肾上腺。

摘除肾上腺后,依次用线缝合皮肤的切口,肌层切口一般可不缝合,再用酒精棉球消毒皮肤的缝合口。手术后,各组动物应在同样条件下饲养。对照组小白鼠也实

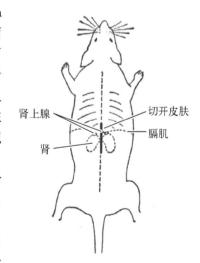

图 4-52 摘除小白鼠肾上腺手术位置

施同上手术,但不摘除肾上腺。

2. 实验观察

(1) 肾上腺摘除对动物水盐代谢和存活率的影响:手术后,给第 1 组(对照组)和第 4 组(去肾上腺)小白鼠只饮清水;给第 2 组小白鼠只饮生理盐水(去肾上腺＋盐水);第 3 组小白鼠饮清水外每日用滴管灌服可的松 2 次,每次 50 μg,连续 3 天(去肾上腺＋可的松)。连续观察 7 天,每天记录动物的体重、进食情况、活动情况和肌肉紧张度及死亡率等。将实验结果填入表 4－12。

表 4－12　肾上腺摘除对动物水盐代谢和存活率的影响

组　别	药　物	每日情况(体重、活动状况、死亡率等)
摘除组	清　水	
	1% NaCl	
	清水＋可的松	
对照组		

(2) 肾上腺摘除对动物应激功能的影响:进行这项实验的前两天,对存活的实验组(去肾上腺)动物和对照组动物都停止喂食,全部只饮用清水(即不再给予盐水和可的松)。禁食两天后,将各组小白鼠投入 2℃ 的水槽中游泳,观察记录各组动物溺水下沉的时间。对下沉小白鼠立即捞出,记录其恢复时间。分析比较各组小白鼠游泳能力和耐受力有何差别,并说明理由。

【注意事项】

1. 编号不能混,若为记号,不能脱色,记号方法可用黄色的苦味酸稀液在背部写上号码。

2. 各组动物的体重、健康情况应大致相似。

3. 肾上腺摘除应完整,若检查摘取的肾上腺是否完整,可将其放在生理盐水浸湿的滤纸上,除去周围的脂肪组织,验证包膜是否完好。

4. 摘除肾上腺动物应尽可能分开单独饲养,以免互相残杀。而且要喂以高热量和高蛋白的饲料。室温最好保持在 20～25℃。

【探究启导】

应激刺激种类很多,可根据此实验方法观察动物摘除肾上腺后不受任何因素影响的情况下对某种应激刺激的反应能力,试设计相关实验。

【问题讨论】

1. 根据实验结果,比较分析肾上腺摘除后的效应和各组间效应不同的机制。

2. 在实验中为什么要进行对照实验? 应怎样考虑和设计对照实验?

实验二十四　甲状腺素对代谢的影响

【实验目的】

观察甲状腺素对代谢的影响。

【实验原理】

甲状腺素显著提高动物的基础代谢,增加其耗氧量和对缺氧的敏感性,降低其对缺氧的耐受性。甲状腺素制剂给药的动物放入密闭容器时,动物容易因缺氧窒息而死亡。因此,通过动物耗氧情况的测定可以反映甲状腺的功能。

【主要材料与器械】

小白鼠 20～30 只,鼠笼,注射器,500 ml 广口瓶,滤纸,秒表,生理盐水,戊巴比妥钠,甲状腺素片,钠石灰,凡士林。

【实验内容】

1. 将健康小白鼠按性别、体重(18～22 g)均匀分为对照组与给药组,每组 10～15 只。

2. 给药组动物经口给予甲状腺素片 20 mg/kg,连续给药 2 周。对照组动物饲喂生理盐水。

3. 将小白鼠分别放入含有 10 g 钠石灰的 500 ml 广口瓶中,每瓶 1 只,瓶底放置滤纸,瓶塞用凡士林密封。当小鼠置入瓶后,立即计时,观察动物的活动,记录其存活时间。计算各组小鼠缺氧存活的时间均值,与对照组进行比较,用组间 t 检验统计组间差别显著性,评价甲状腺素的作用。

【注意事项】

1. 小鼠体重应相近,在同一条件下喂养 1 周后再分组实验。

2. 实验条件力求一致,因为温度的高低影响动物的耗氧量,建议室温 25℃ 左右。

【问题讨论】

1. 本实验中,广口瓶底放入钠石灰有什么作用?

2. 甲状腺素为什么使小鼠缺氧存活时间缩短?

主要参考文献

左明雪.2015.人体解剖生理学.3 版.北京：高等教育出版社.

楚德昌.2010.人体解剖生理学实验.北京：化学工业出版社.

艾洪滨.2013.人体解剖生理学实验教程(第二版).北京：科学出版社.

解景田,刘燕强,崔庚寅.2009.生理学实验.北京：高等教育出版社.

徐峰.2008.人体解剖生理学实验.北京：中国医药科技出版社.

傅建华.1999.人体解剖生理学实验.北京：中国医药科技出版社.

曾晓春.1988.人体解剖生理学实验.北京：高等教育出版社.

陈聚涛,孙红荣,程新萍,汪铭.2012.生理学与神经生物学实验.合肥.中国科技大学出版社.

崔庚寅,解景田.2007.生理学实验释疑解难.北京：科学出版社.

霍洪亮.2013.人体及动物生理学实验指导.北京：高等教育出版社.

祝慧凤,万东,俸珊.2015.人体解剖生理学实验教程.北京：科学出版社.

王岩梅,李海涛,梁翠茵.2013.医学机能实验教程.西安：西安交通大学出版社.

附　　录

附录 1　常用固定液的配制

固定液根据用途分为两类,一类是尸体防腐保存固定液,另一类是组织切片制作固定液。尸体防腐保存固定液用于尸体防腐固定;组织切片制作固定液用于组织切片制作前使组织硬化和保存组织内部物质与结构。

一、尸体防腐固定液

尸体防腐固定液用于固定刚死后不久没腐变的人、动物尸体或某器官。防腐固定液分单一固定液和混合固定液,单一固定液多采用 10% 的福尔马林(即 4% 甲醛水溶液),有时也用 70% 乙醇固定液。混合固定液多种多样,常分为含甲醛混合固定液和不含甲醛混合固定液。

含甲醛混合固定液常用配方见附表 1-1。

附表 1-1　含甲醛尸体防腐固定液配方

药品	常用比例	调整幅度	各种药品作用特点
福尔马林	10%	5%～15%	防腐固定作用强,但标本硬度较大
乙醇	30%	0%～70%	穿透力好,标本色泽好,但对脂肪及类脂有溶解作用
石炭酸(苯酚)	5%	0%～10%	杀菌抗霉力强,固定保存的肌组织色泽不佳
甘油	10%	0%～30%	能增加组织的柔软性、耐干性
水	45%		

为了消除甲醛的刺激气味,又常采用甲醛、乙醇、氨水混合固定液,见附表 1-2。

附表 1-2　甲醛、乙醇、氨水混合尸体防腐固定液配方

药品	常用比例	调整幅度	各种药品作用特点
福尔马林	10%	5%～15%	见附表 1
乙醇	30%	0%～70%	见附表 1
氨水溶液	5%		去除甲醛刺激气味
麝香草酚	少许		抗霉力强
水	55%		

不含甲醛的固定液多无刺激气味,固定的标本较柔软,但防腐固定作用较差。两个常用配方见附表 1-3。

附表 1－3　不含甲醛尸体防腐固定液配方

药　品	配方 1	配方 2	药　品	配方 1	配方 2
明　矾	10%	—	甘　油	—	20%
乙　醇	—	20%	氯化钠	10%	—
苯　酚	5%	10%	水	75%	50%

二、组织切片制作固定液

　　组织切片制作固定液也分单一固定液和混合固定液。单一固定液由一种固定试剂配成;混合固定液是根据各种固定剂的特点由两种或两种以上固定剂配制而成的,即通过不同固定剂的配合,削弱某些固定剂的不足,突显固定效果。组织固定时要根据固定剂的特性选择固定液,现列表比较各种固定剂的特性(附表 1－4),供选择固定液时参考。

附表 1－4　几种常用固定剂的特点

药品	固　定　作　用	缺　　点
甲醛	渗透力强,固定均匀,对脂肪、神经及髓鞘、糖等固定效果好,细胞核易显色	经乙醇脱水、二甲苯透明后组织收缩强烈
乙醇	能沉淀白蛋白、球蛋白。也能沉淀糖原、核蛋白。具有固定、硬化作用	能溶解脂肪,沉淀后的糖原溶于水,固定后,应直接高醇脱水。组织收缩较大并容易变硬
乙酸	能很好地沉淀核蛋白,对染色质的固定效果很好。穿透力很强。能使组织膨胀,与其他药剂配合使用起抑制其他固定剂对组织收缩的作用	能使组织膨胀,破坏线粒体和高尔基体,不宜单独使用
氯化汞(HgCl)	能沉淀一切蛋白质。固定线粒体和高尔基体的效果较好	穿透力较弱,使组织强烈收缩,不宜单独使用。有毒,易升华。会产生氯化亚汞沉淀(可在脱水时加0.5%碘酒处理)
苦味酸	能沉淀蛋白质,对胞质固定较好	穿透力很弱,不宜单独使用。使组织染成黄色(可在脱水时加入碳酸锂饱和溶液洗去)
重铬酸钾	穿透力强,能使蛋白质沉淀,固定脂肪较好,故对线粒体和高尔基复合器的固定较好,保持细胞质结构与生活状态相仿	影响细胞核染色(即碱性染料着色,不宜单独使用)。有氧化性,与甲醛、乙醇的混合液不易久存
铬酸	强烈的沉淀剂,能良好地固定肝糖,用于固定线粒体和高尔基复合器等。不使组织收缩	穿透力弱,不宜单独使用。组织需经流水冲洗 12 h 以上,洗去铬酸,以防沉淀
锇酸(四氧化锇)	固定脂肪的最好固定剂。能均匀固定蛋白质,保持细胞生活时形态,不引起细胞收缩,适用于线粒体、高尔基复合体的固定	价格昂贵,穿透速度很慢,毒质,特性高,蒸气易损伤眼睛及黏膜
三氯乙酸	作用类似于乙酸,能沉淀蛋白质	似乙酸,对组织有膨胀作用,不宜单独使用

　　甲醛是最常用的单一固定剂,在免疫组织化学染色中多用中性甲醛固定液,其配法如下:

　　40%甲醛　　　100 ml　　　磷酸二氢钠($NaH_2PO_4 \cdot H_2O$)　　　4.0 g

　　蒸馏水　　　900 ml　　　磷酸氢二钠($Na_2HPO_4 \cdot H_2O$)　　　6.5 g

以上各固定剂各有优缺点,如无水乙醇可固定肝糖,但不能固定脂肪,因脂肪易溶于乙醇。锇酸能固定脂肪,氯化汞对蛋白质固定较好,冰醋酸可以固定核蛋白等,它们只是对细胞的某些成分固定较好,而不能将所有成分都保存下来。如果互相配合使用,则能取长补短,得到较好的固定效果,只有了解药品的性质,才能清楚各混合固定剂的性能。下面介绍几种常用的混合固定剂(附表1-5)。

附表1-5　几种常用混合固定液配方

药　品	Bouin's液	Zenker's液	Helly's液	Heidenhain's液（Susa's液）	Carnoy's液	AF液
40％甲醛	25 ml		5 ml	20 ml		10 ml
乙醇					60 ml	90 ml
乙酸	5 ml	5 ml		4 ml	10 ml	
氯化汞（HgCl）		5 g	5 g	4.5 g		
苦味酸饱和水溶液	75 ml					
重络酸钾		2.5 g	2.5 g			
三氯乙酸				2 g		
氯仿					30 ml	
NaCl				0.5 g		
蒸馏水		100 ml	100 ml	80 ml		
配制方法	使用前配制	用前加冰醋酸	用前加甲醛	将氯化汞、氯化钠、三氯乙酸溶于蒸馏水中保存,用时加其他药品		
注意事项	固定后75％乙醇溶液洗涤		染色前需用碘去汞	染色前需用碘去汞	固定后直接用95％乙醇溶液洗涤脱水	
特点	使用范围广,HE染色效果好	使用范围广,细胞核、细胞质染色较清晰	是骨髓、脾、肝等良好固定剂。亦可保存线粒体	对较硬的组织有软化作用。固定后直接用95％乙醇溶液洗涤脱水	细胞学制片常用固定液。常用于糖原、尼氏体固定	适于肥大细胞的固定

附录 2　常用溶液、试剂的配制

一、常用生理溶液的成分及配制方法

生理溶液是指代替体液维持离体组织器官正常生命活动的溶液,以便能较长时间地维持离体组织器官的正常活动。生理学实验中常用的生理溶液有生理盐水、任氏液、洛克溶液、台氏液等。各种生理溶液的成分及其浓度见附表 2-1。

附表 2-1　常用生理溶液成分表

药品名称	任氏液(用于两栖类)	洛克溶液(用于哺乳类)	台氏液(用于哺乳类小肠)	生理盐水	
				两栖类	哺乳类
氯化钠(NaCl)	6.5 g	9.0 g	8.0 g	6.5 g	9.0 g
氯化钾(KCl)	0.14 g	0.42 g	0.2 g	—	—
氯化钙($CaCl_2$)	0.12 g	0.24 g	0.2 g	—	—
碳酸氢钠($NaHCO_3$)	0.2 g	0.1～0.3 g	1.0 g	—	—
磷酸二氢钠(NaH_2PO_4)	0.01 g	—	0.05 g	—	—
氯化镁($MgCl_2$)	—	—	0.1 g	—	—
葡萄糖(Glucose)	2.0 g	1.0～2.5 g	1.0 g	—	—
pH	7.2	7.3～7.4	7.3～7.4		
蒸馏水		定容至 1 000 ml			

生理溶液的配制方法:一般先将各种成分配制成一定浓度的母液,而后用母液配制各种生理溶液。各种生理溶液所需母液的配制浓度与用量见附表 2-2。

附表 2-2　配制生理溶液所需母液的浓度及用量

成分	母液质量分数	任氏液	洛克溶液	台氏液
氯化钠(NaCl)	20%	32.5 ml	45.0 ml	40.0 ml
氯化钾(KCl)	10%	1.4 ml	4.2 ml	2.0 ml
氯化钙($CaCl_2$)	10%	1.2 ml	2.4 ml	2.0 ml
磷酸二氢钠(NaH_2PO_4)	1%	1.0 ml	—	5.0 ml
氯化镁($MgCl_2$)	5%	—	—	2.0 ml
碳酸氢钠($NaHCO_3$)	5%	4.0 ml	2.0 ml	20.0 ml
葡萄糖(Glucose)	—	2.0 g(可不加)	1.0～2.5 g	1.0 g
蒸馏水		定容至 1 000 ml		

各种生理盐水的用途:

生理盐水:即与血清等渗的 NaCl 溶液,在冷血动物应用 0.6%～0.65%,在温血动物应用 0.85%～0.9%

任氏液:用于蟾蜍及其他冷血动物。

乐氏液：用于温血动物的心脏、子宫及其他离体脏器。用作灌注液时需于用前通入氧气 15 min。低钙乐氏液（含无水氯化钙 0.05 g）用于离体小肠及豚鼠的离体支气管灌注。

　　台氏液：用于温血动物之离体小肠。

二、特殊试剂的保存方法

　　1. 氯化乙酰胆碱

　　本试剂在一般水溶液中易水解失效，但在 pH4 的溶液中则比较稳定，如以 5％（4.2 mol/L）的 NaH_2PO_3 溶液配成 0.1％（6.1 mol/L）左右的氯化乙酰胆碱溶液贮存，用瓶子分装，密封后存放在 4℃冰箱中，可保持药效约 1 年。临用前用生理盐水稀释至所需浓度。

　　2. 盐酸肾上腺素

　　肾上腺素为白色或类白色结晶性粉末，具有强烈的还原性，尤其在碱性液体中，极易氧化失效，只能以生理盐水稀释，不能以任氏液或台氏液稀释。盐酸肾上腺素的稀溶液一般只能存放数小时。如在溶液中添加微量（10 mmol/L）抗坏血酸，则其稳定性可显著提高。肾上腺素与空气接触或受日光照射，易氧化变质，应贮藏在遮光、阴凉、环境中。

　　3. 磷酸组织胺

　　本品为无色长菱形的结晶，在日光下易变质，在酸性溶液中较稳定。可以仿照氯化乙酰胆碱的贮存方法贮存，临用前以生理盐水稀释至所需浓度。

　　4. 催产素及垂体后叶素

　　它们在水溶液中也易变质失效。但如以 0.25％（0.4 mol/L）的乙酸溶液配制成每毫升含催产素或垂体后叶素 1 U 的贮存液，用小瓶分装，灌封后置冰箱中保存（4℃左右，不宜冰冻），约可保持药效 3 个月。临用前用生理盐水稀释至适当浓度。如发现催产素或垂体后叶素的溶液中出现沉淀，不可使用。

　　5. 胰岛素

　　本品在 pH 为 3 时较稳定，如需稀释，亦可用 0.4 mol/L 盐酸溶液做稀释液。

三、常用血液抗凝剂的配制及用法

　　1. 肝素

　　肝素的抗凝血作用很强，常用来作为全身抗凝剂，特别是在进行微循环方面动物实验时的肝素应用更有重要意义。纯的肝素 10 mg 能抗凝 100 ml 血液（按 1 mg 等于 100 个国际单位，10 个国际单位能抗凝 1 ml 血液计）。如果肝素的纯度不高或放置时间过长，所用的剂量应增大 2～3 倍。用于试管内抗凝时，一般可配成 1％肝素生理盐水溶液，取 0.1 ml 加入试管内，加热 80℃烘干，每管能使 5～10 ml 血液不凝固。

　　作全身抗凝时，一般剂量为：大鼠 2.5～3 mg（200～300 g 体重），兔或猫 10 mg/kg，狗 5～10 mg/kg。如果肝素的纯度不高，或过期，所用的剂量应增大 2～3 倍。

　　2. 草酸盐合剂

　　按如下配方配成 2％溶液：

　　配方：草酸铵　　　　　　1.2 g

草酸钾　　　　　　　0.8 g

福尔马林　　　　　　1.0 ml

蒸馏水定容至　　　　100 ml

　　配成2％溶液,每毫升血加草酸盐2 mg(相当于草酸铵1.2 mg,草酸钾0.8 mg)。用前根据取血量将计算好的量加入玻璃容器内烤干备用。如取0.5 ml于试管中,烘干后每管可使5 ml血不凝固。此抗凝剂量适于作红细胞比容测定。能使血凝过程中所必需的钙离子沉淀达到抗凝的目的。

　　3. 枸橼酸钠

　　常配成3％～8％水溶液,也可直接用粉剂。枸橼酸钠可使钙失去活性,故能防止血凝。但其抗凝作用较差,其碱性较强,不适作化学检验之用。一般用1∶9(即1份溶液,9份血)用于红细胞沉降和动物急性血压实验(用于连接血压计时的抗凝)。不同动物,其浓度也不同:狗为4％～6％,猫为2％枸橼酸钠＋25％硫酸钠,兔为5％。

　　4. 草酸钾

　　常配制成10％水溶液,每管加0.1 ml则可抗凝5～10 ml血液。

四、常用各种洗涤液的配制方法及用途

　　1. 肥皂和水

　　为乳化剂,能除污垢,是常用的洗液,但需注意肥皂质量,以不含砂质为佳。

　　2. 重铬酸钾硫酸洗液

　　通常称为洗洁液或洗液,其成分主要为重铬酸钾与硫酸,是强氧化剂。因其有很强的氧化力,一般有机物如血、尿、油脂等类污迹可被氧化而除净。事先将溶液稍微加热,则效力更强。新鲜铬酸洗液为棕红色,若使用的次数过多,重铬酸钾就被还原为绿色的铬酸盐,效力减小,此时可加热浓缩或补加重铬酸钾,仍可继续使用。

　　配方:稀洗液　　重铬酸钾　　　10 g

　　　　　　　　　　粗浓硫酸　　　200 ml

　　　　　　　　　　水　　　　　　100 ml

　　　　　浓洗液　　重铬酸钾　　　20 g

　　　　　　　　　　粗浓硫酸　　　350 ml

　　　　　　　　　　水　　　　　　40 ml

　　配法:先取粗制重铬酸钾20 g,放于大烧杯内,加普通水100 ml使重铬酸钾溶解(必要时可加热溶解)。再将粗制浓硫酸(200 ml)缓缓沿边缘加入上述重铬酸钾溶液中即成。加浓硫酸时需用玻璃棒不断搅拌,并注意防止液体外溢。若用瓷桶大量配制,注意瓷桶内面必须没有掉瓷,以免强酸烧坏瓷桶。配时切记,不能把水加于硫酸内(否则将因硫酸遇水瞬间产生大量的热量使水沸腾,体积膨胀而发生爆溅)。

　　使用时先将玻璃平皿用肥皂水洗刷1～2次,再用清水冲净倒干,然后放入洗液中浸泡约2 h,有时还需加热,提高清洁效率。经洗液浸泡的玻璃平皿,可先用自来水冲洗多次,然后再用蒸馏水冲洗1～2次即可。

　　附有蛋白质类或血液较多的玻璃平皿,切勿用洗液,因易使其凝固,更不可对有如乙醇、乙醚的容器用洗液洗涤。

洗液对皮肤、衣物等均有腐蚀作用,故应妥善保存。使用时戴保护手套。为防止吸收空气中的水分而变质,洗液贮存时应加盖。

五、脱毛剂的配制

常用脱毛剂的配方有以下几种。

(1) 硫化钠 3 份、肥皂粉 1 份、淀粉 7 份,加水混合,调成糊状软膏。

(2) 硫化钠 8 g、糖 4 g、甘油 5 g、硼砂 1 g,蒸馏水 75 ml,调成稀糊状。

(3) 硫化钠 8 g 溶于 100 ml 蒸馏水,配成 8% 的硫化钠水溶液。

(4) 硫化钡 50 g,氧化锌 25 g,淀粉 25 g,加水调成糊状。或者硫化钡 35 g,面粉或者玉米粉 3 g,滑石粉 35 g,加蒸馏水调成糊状。

(5) 生石灰 6 份,雄黄 1 份,加蒸馏水调成黄色糊状。

(6) 硫化碱 10 g,生石灰 15 g,加水至 100 ml,溶解后即可使用。

上述(1)~(3)配方,对家兔、大白鼠、小白鼠等小动物脱毛效果较佳。脱一块 10~15 cm² 的被毛,只需 5~7 ml,2~3 min 即可用温水活动脱去被毛。第(6)种配方对狗的脱毛有效。

附录 3　常用实验动物生理参数

生理参数	动物种类							
	小白鼠	大白鼠	家兔	蟾蜍	豚鼠	狗	猫	鸽
血量/体重 /%	8.3	7.4	8.7(7~10)	5.0	6.4	5.6~8.3	6.2	10
心输出量/(L/min)	—	0.047	0.28	—		2.3	0.33	—
心率/(次/min)	600 (328~780)	328 (216~600)	205 (123~304)	(36~70)	280 (260~400)	120 (100~130)	116 (110~114)	170 (141~244)
血压/mmHg				30~60				105~145
收缩压/mmHg	113 (95~125)	129 (88~184)	110 (95~130)	—	77 (28~140)	112(不麻醉) (95~136)	118(不麻醉) (88~142)	—
舒张压/mmHg	81 (67~90)	91 (58~145)	80 (60~90)	—	47 (16~90)	56(不麻醉) (43~66)	70(不麻醉) (56~85)	—
红细胞数/($\times 10^6$个/mm^3)	9.30 (7.7~1.25)	8.90 (7.2~9.6)	5.70 (4.5~7.0)	4.87 (4.0~6.0)	5.60 (4.5~7.0)	6.3 (4.5~8.0)	8.0 (6.5~9.5)	3.2 (2.3~4.2)
红细胞压积/%	41.5	46.0 (39~53)	41.5 (33~50)		42 (37~47)	45.5 (38~53)	40 (28~52)	42.3
血红蛋白量/(g/100 ml)	14.8 (10~19)	14.8 (12.0~17.5)	11.9 (8~15)	8 (g/100 ml)	14.4 (11~16.5)	14.8 (11.0~18.0)	11.2 (7.0~15.5)	12.8
血小板数/($\times 10^3$个/mm^3)	241 (157~260)	330 (150~460)	280 (26~30)	(3~5)	116	297	250 (100~500)	(5.0~6.4)
白细胞数/($\times 10^3$个/mm^3)	8.0 (4.0~12.0)	14.0 (5~25)	9.0 (6~13)	2.4	10.0 (7.0~19.0)	12 (8.0~18.00)	16.0 (9.0~24.0)	(1.4~3.4)

续　表

生理参数	小白鼠	大白鼠	家兔	蟾蜍	豚鼠	狗	猫	鸽
中性白细胞数/%	25.5 (12.0~44.0)	46.0 (36.0~52.0)	46.0 (35.0~52.0)	—	42.0 (22.0~50.0)	68.0 (62.0~80.0)	59.5 (44.0~82.0)	(26.0~41.0)
嗜酸性粒细胞数/%	2.0 (0~5.0)	2.2 (0.0~6.0)	2.0 (0.5~3.5)	—	4.0 (2.0~12.0)	5.1 (2.0~14.0)	5.4 (2.0~11.0)	(1.5~6.8)
嗜碱性粒细胞数/%	0.5 (0~1.0)	0.5 (0.0~1.5)	5.0 (2.0~7.0)	—	0.7 (0.0~2.0)	0.7 (0.0~2.0)	0.1 (0.0~0.5)	(2.0~10.5)
淋巴细胞数/%	68.0 (54.0~85.0)	73.0 (65.0~84.0)	39.0 (30.0~52.0)	—	9.0 (37.0~64.0)	21.0 (10.0~28.0)	31.0 (15.0~44.0)	(27.0~58.0)
单核细胞数/%	4.0 (0~15.0)	2.3 (0.0~5.0)	8.0 (4.0~12.0)	—	4.3 (3.0~13.0)	5.2 (3.0~9.0)	4.0 (0.5~7.0)	3.0
凝血时间	24~40 s	—	7.5~10.2 s	5 min		6.5~9.0 s	7~20 s	—
血 pH	—	7.35 (7.26~7.44)	7.35 (7.21~7.57)	—	7.35 (7.17~7.55)	7.36 (7.31~7.42)	7.35 (7.24~7.40)	—
血沉率/(mm/第1小时)	0~0.9	0.7~1.7	1~3	—	1.5	2.0	4.0	—
呼吸频率/(次/min)	163 (84~230)	85.5 (66~114)	51 (38~60)	—	90 (69~104)	18 (11~37)	26 (20~30)	(25~30)
体温/℃	38.0 (37.0~39.0)	39.0 (38.5~39.5)	39.0 (38.5~39.7)	—	38.6 (37.8~39.5)	38.5 (37.5~39.5)	38.7 (38.0~39.5)	—

动物种类